Die Milz in der Iridologie

Willy Hauser • Claus Jahn

Gerlingen, 2005

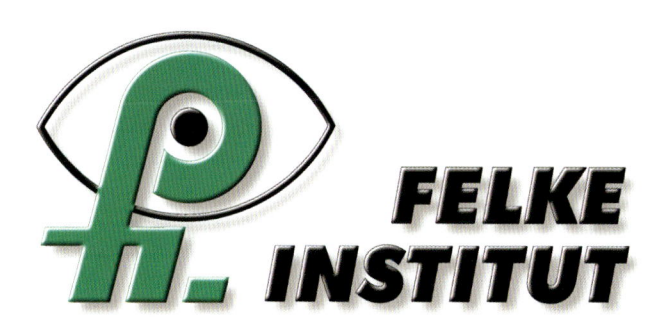

FELKE INSTITUT

www.felke-institut.de   info@felke-institut.de

ISBN 3-933422-07-8

Copyright © 2005 by Felke Institut, Postfach 10 05 62, D-70829 Gerlingen.
Alle Rechte vorbehalten. Hergestellt in Deutschland.

Kein Teil dieser Veröffentlichung darf ohne vorherige schriftliche Genehmigung auf irgendeine Art und Weise reproduziert, übersetzt, in elektronischen Medien oder fotomechanisch gespeichert oder übertragen werden.

Verlag, Herausgeber und Autoren sowie an dieser Veröffentlichung beteiligte Personen übernehmen weder eine juristische Verantwortung noch irgendeine Haftung für fehlerhafte Angaben, Ungenauigkeiten und deren Folgen.

Die gewerbliche Nutzung der in dieser Veröffentlichung gezeigten Modelle, Zeichnungen und Texte ist nicht zulässig.

Herausgeber, Idee, Gestaltung, Zeichnungen, Bildbearbeitung, Satz: Joachim Geiger.

Inhalt

Vorwort 5

1. Die Milz: Anatomie, Physiologie, Pathologie 7
    1.1. Einführung 8
    1.2. Anatomie 10
    1.3. Lage 10
    1.4. Pränatale Entwicklung 10
    1.5. Aufbau 11
    1.6. Weiße Pulpa 11
    1.7. Rote Pulpa 14
    1.8. Gefäßversorgung 15
    1.9. Innervation 17
    1.10. Primäre Aufgaben 18
    1.11. Systemische Aufgaben 19
    1.12. Die Milz in der Psychoneuroimmunologie 21
    1.13. Anatomie einer Immunantwort 23
    1.14. Die Milz und das Nervensystem 24
    1.15. Zusammenhang zwischen Immunsystem und neuroendokrinen System .. 26
    1.16. Die Untersuchung der Milz 26
    1.17. Die Splenektomie 29
    1.18. Erkrankungen der Milz 31
    1.19. Primäre Milzerkrankungen 34
    1.20. Die Milz in der Naturheilkunde 37
    1.21. Naturheilkundliche Behandlungsmöglichkeiten der Milz 39
    1.22. Anmerkung 41

2. Die Milz in der Iridologie 43
    2.1. Topographische Lage 44
    2.2. Milzzeichen der Iris 45
    2.3. Die Zeichensetzung der Milz 46
    2.4. Primäre Milzzeichen 51
    2.5. Sekundäre Milzzeichen 53
    2.6. Iriden mit typischen Zeichensetzungen 55

3. Die Milz in der Therapie 43

Literaturverzeichnis 120

Stichwortverzeichnis 121

NESTMANN
Komplexmittel

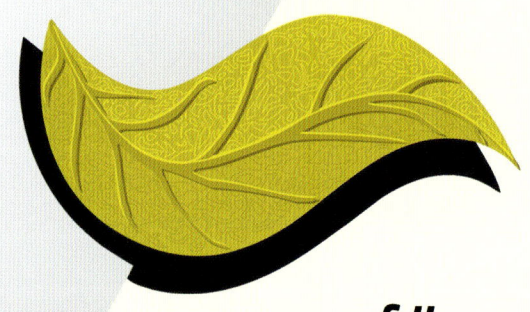

... für die Irisdiagnose

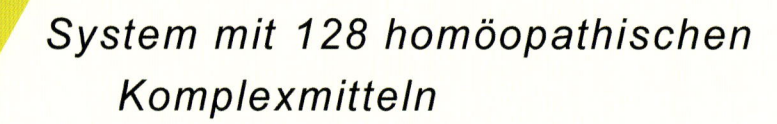

~ System mit 128 homöopathischen Komplexmitteln

~ 100-jährige Tradition

~ zielgerichtete Therapie nach der Konstitution, Disposition und Diathese.

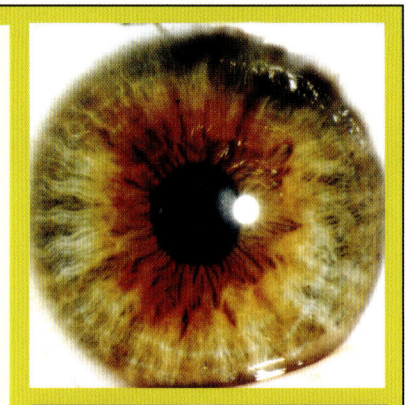

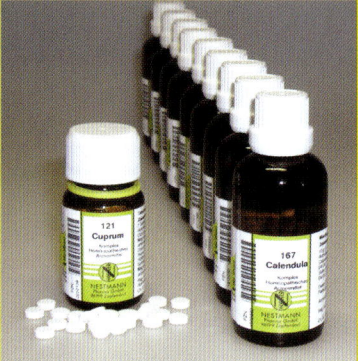

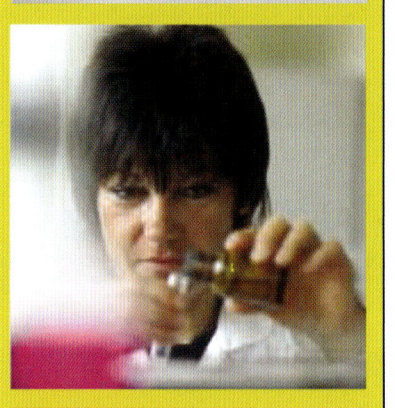

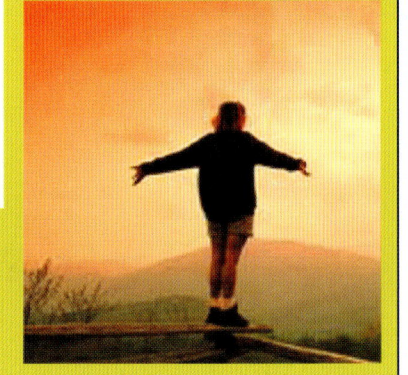

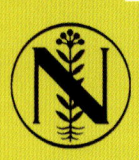

NESTMANN Pharma GmbH
Weiherweg 17 · 96199 Zapfendorf
Telefon 09547 - 92210 · Fax 09547 - 215 · www.nestmann.de

Vorwort

Das vorliegende Buch stellt im Bereich der Naturheilkunde ein einzigartiges Novum dar. Zum einen wird ein in der Medizin total vernachlässigtes Organ systematisch und sehr informativ aufbereitet. Zum anderen wird die Bedeutung des Organs Milz auch im Bereich der Psychoneuroimmunologie sowie des Immunsystems in hervorragender Weise herausgearbeitet. Jahrzehntelange Dokumentation von Behandlungsergebnissen und genetischen Fakten im Irisbild ermöglichen erst die hier vorliegende Arbeit.

Zielsetzung des Buches ist es, dass der naturheilkundlich orientierte Therapeut bei seinen diagnostischen Erhebungen kausale Fakten des Krankheitsgeschehens erkennt und weiterführende Behandlungswege einschlagen kann.

Mit der Fertigstellung geht für uns ein jahrelang gehegter Wunsch in Erfüllung, zumal die Sammlung des Bildmaterials über Jahrzehnte erfolgte. Allen Lesern wünschen wir nun einen Motivations- und Erkenntnisschub zum Wohle der Menschen, die uns ihre Gesundheit anvertrauen.

Gerlingen im September 2005

Willy Hauser und Claus Jahn

DIE MILZ IN DER IRIDOLOGIE

1.

DIE MILZ

- ANATOMIE
- PHYSIOLOGIE
- PATHOLOGIE

1. Die Milz

1.1. Einführung

Die Milz wird innerhalb der Medizin schon seit jeher als „Stiefkind" behandelt. Es existieren zur Milz weitaus weniger Facharbeiten und -bücher, als zu jedem anderen Organ des Menschen. Erst in den letzen Jahren nahm das Interesse an diesem kleinen unscheinbaren Gewebe zu. Durch die Erkenntnisse der Psychoneuroimmunologie stellt sich die Milz plötzlich als eines unserer wichtigsten Immunorgane das, wenn nicht sogar als das wichtigste Immunorgan.

Bisher galt die Meinung, ein Organ, das nicht lebenswichtig ist, d.h. ohne welches der Mensch leben kann, verdiene keine besondere Beachtung. Diese Einstellung kann sich - gerade bei der Milz - eher als schädlich erweisen.

1.2. Anatomie

Die Milz wiegt nur etwa 0,3 % (ca. 150 – 200 g) des Körpergewichts. Sie ist als das einzige lymphatische Organ direkt in den Blutkreislauf eingeschlossen. So erhält sie immerhin 3 – 5 % der Gesamtdurchblutung.
Das weiche, schwammige Organ ist von einer Bindegewebskapsel umgeben. Die Milz ist etwa 12 cm lang, 7 cm breit und ca. 3 cm dick.

DIE MILZ IN DER IRIDOLOGIE

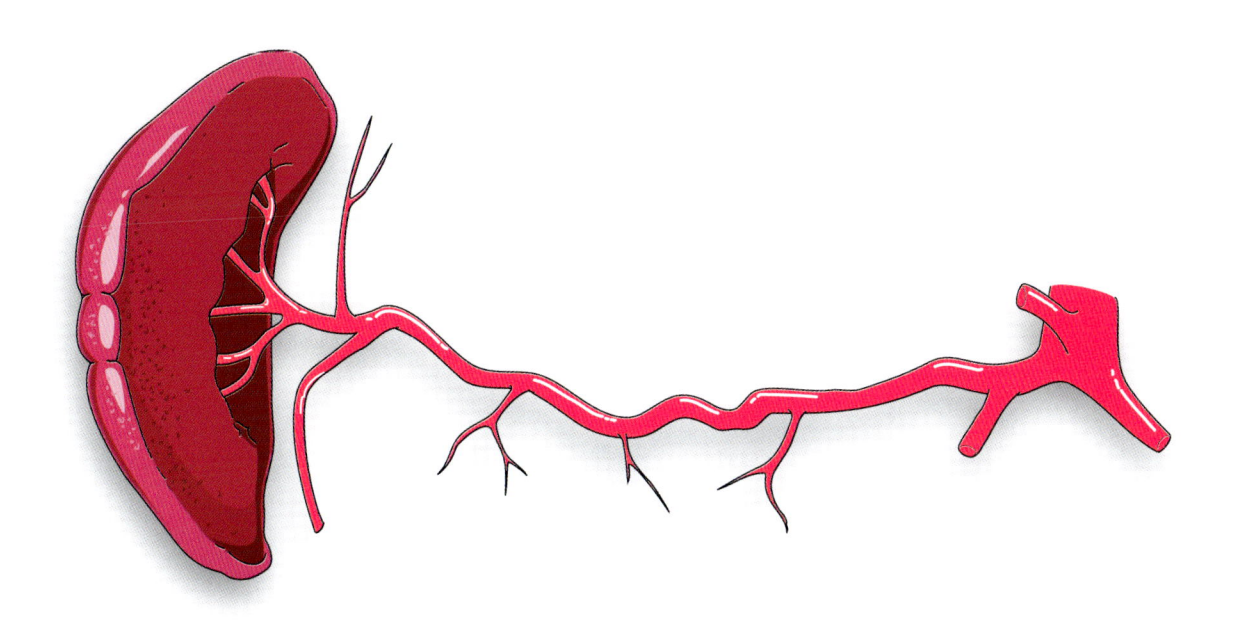

● Abbildung 1:

Milz von dorsal (hinten) betrachtet.

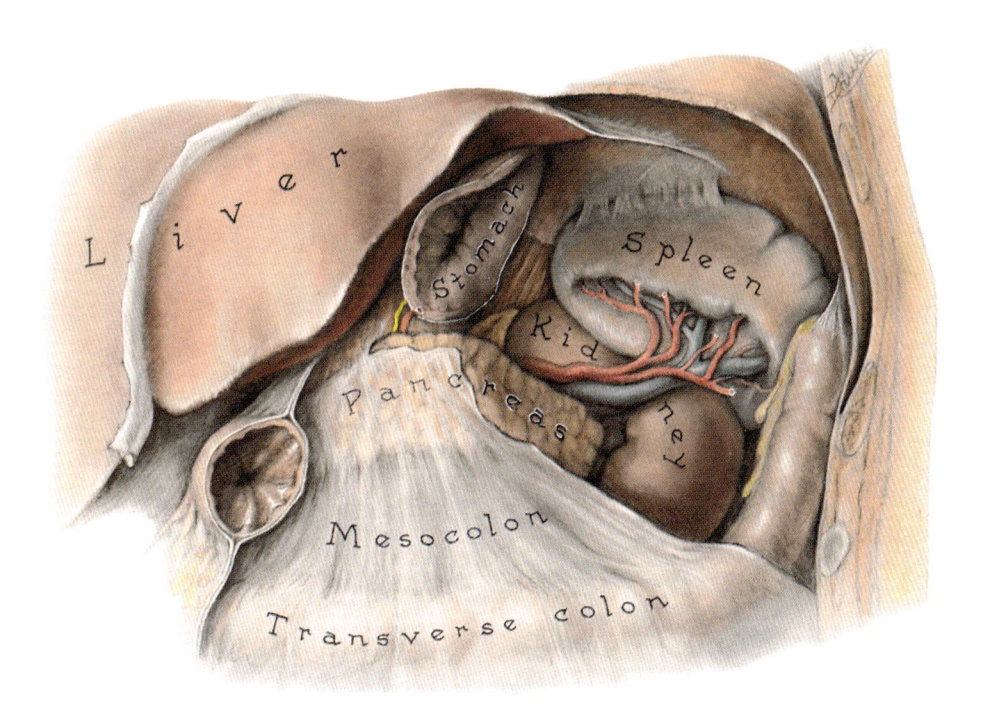

● Abbildung 2:

Zur Splenektomie freigelegte Milz mit Gefäßversorgung (rot: arteriell, blau: venös).

1.3. Lage

Die Milz liegt dorsal im linken oberen Abdominalquadranten. Beim liegenden Menschen folgt ihre Längsachse etwa der 10. Rippe. Sie schmiegt sich der linken Zwerchfellkuppel an und folgt so der Atemexkursion.
Die direkten Nachbarorgane der Milz sind neben dem Diaphragma der Magen, das Pankreas, der Colon und die Nieren.
Insgesamt ist die Milz vom Bauchfell umgeben.

1.4. Pränatale Entwicklung

Die Anlage zur Milz erscheint schon in der 5. Embryonalwoche. Zunächst bilden sich einige dunkle Blutbildungsherde aus. Diese verschmelzen nachfolgend. Dadurch geben sie der sich entwickelnden Milz eine rötliche Farbe.

In den ersten Entwicklungsmonaten ist die Milz ein wichtiges Blutbildungsorgan. Sie büßt diese Funktion jedoch nach der Geburt ein. Doch auch beim Erwachsenen kann die Milz die Produktion wieder aufnehmen, z.B. dann, wenn eine Erkrankung des Knochenmarks vorliegt.

Nach einer ersten diffusen Verteilung von Lymphozyten siedeln sich in der 17. Schwangerschaftswoche Lymphozyten um kleine Arterien an. Die Bildung der Follikel ist erst von der 24. Woche an erkennbar. Um diesen Zeitpunkt herum können schon eindeutig T- und B-Lymphozyten in der Milz

DIE MILZ IN DER IRIDOLOGIE

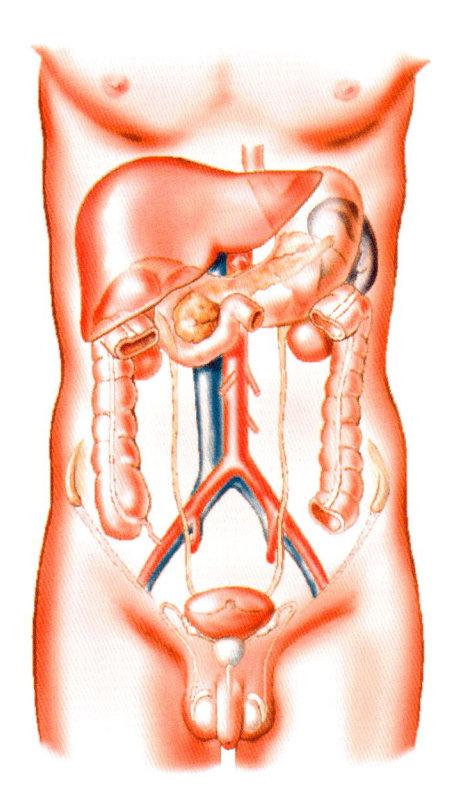

● Abbildung 3:
Lage der Abdominalorgane (ohne Dünndarm).

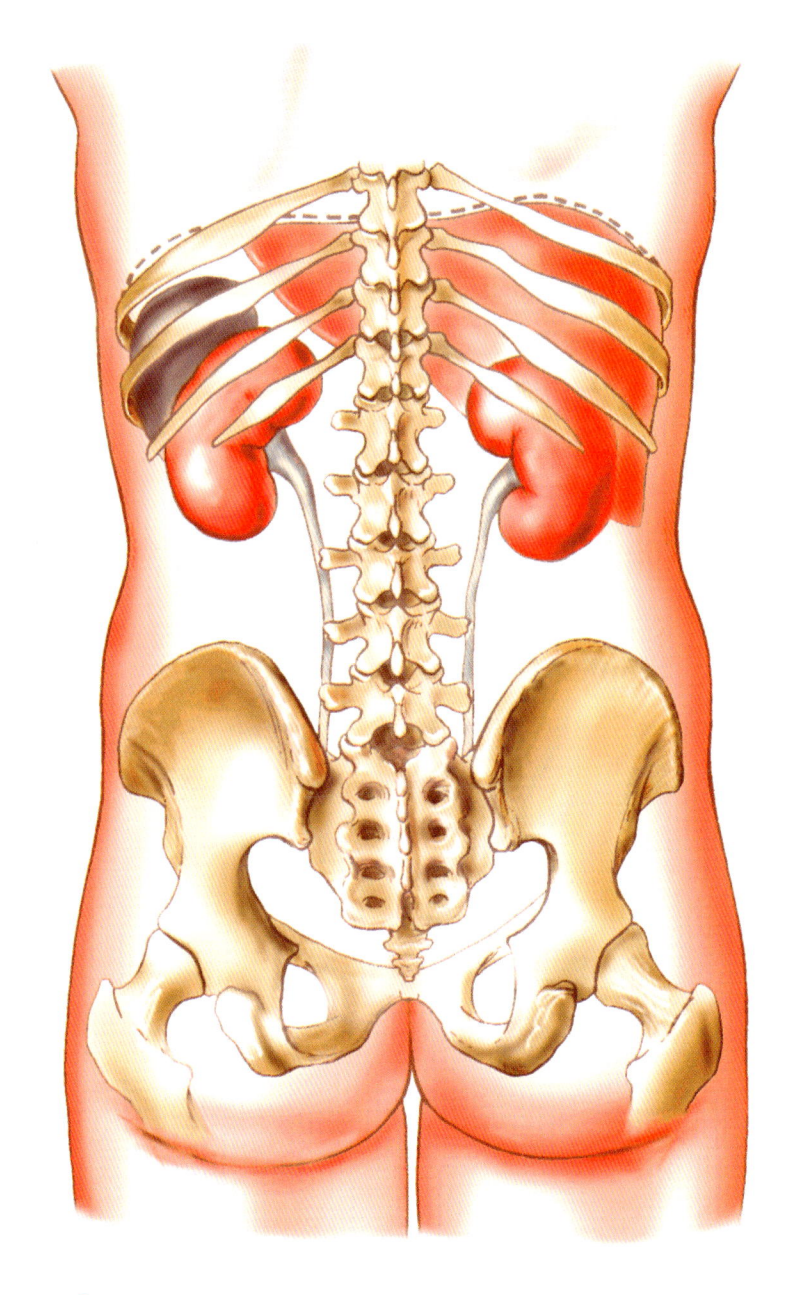

● Abbildung 4: Lage der Milz (dorsale Ansicht).

unterschieden werden. Auch dentritische Zellen sind in der embryonalen Milz in den Follikeln als follikulär dentritische Zellen und periarteriell als interdigitierende dentritische Zellen identifizierbar.

Ab etwa dem 8. Monat zeigt sich die Milz in ihrem endgültigen anatomischen Aufbau.

1.5. Aufbau

Die schwammartige Milz wird von einer Bindegewebskapsel, der Milzkapsel, umgeben. Von dieser zeigen kleine Bälkchen, die Trabekel, in das Innere hinein.

Schneidet man die frische Milz auf, so kann man einen gut durchbluteten roten und einen hellen Anteil ausmachen. Der rote Anteil wird „rote Pulpa", der helle „weiße Pulpa" genannt.

1.6. Weiße Pulpa

Die weiße Pulpa stellt den lymphatischen Anteil des Milzgewebes dar. Sie ist stets wie eine Scheide um ein arterielles Gefäß herum angeordnet. In dieser Struktur kommt es stellenweise zu kleinen, kugelförmigen Verdickungen.

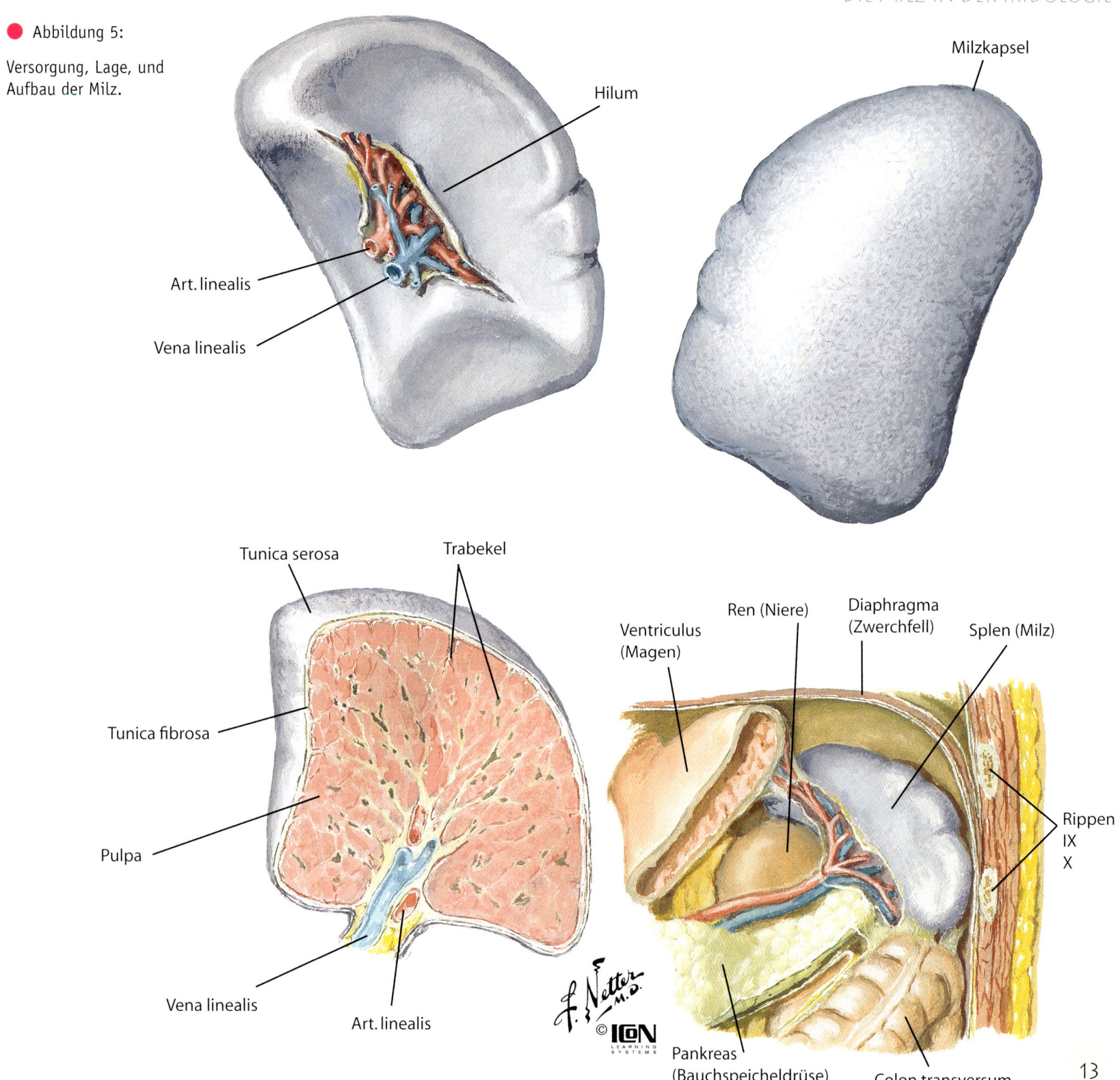

DIE MILZ IN DER IRIDOLOGIE

● Abbildung 5:
Versorgung, Lage, und Aufbau der Milz.

Diese Milz-Follikel oder Malpighi-Körperchen entsprechen in ihrem Aufbau den Lymphfollikeln in den Lymphknoten.

In der weißen Pulpa findet eine sehr lebhafte Lymphozytenproduktion statt. Vor allem Gedächtniszellen, die jeweils nur für ein bestimmtes Antigen spezifisch sind, entstehen.

Die weiße Pulpa wird von der roten durch die Marginalzone getrennt.

1.7. Rote Pulpa

Die rote Pulpa ist ein ausgedehntes, dunkelrotes Gewebe, welches bei einem Sagitalschnitt deutlich zu definieren ist. Das Größenverhältnis der roten Pulpa zur weißen Pulpa ist etwa 3 : 1.

Das Blut fließt hier durch ein sehr weiches, bindegewebiges Maschenwerk. Dieses besteht im Wesentlichen aus kleinen, zartwandigen Blutgefäßen und blutgefüllten Erweiterungen, den Milzsinusoiden. Die Milzsinusoide sind quasi erweiterte Kapillare. In ihnen sind zahlreiche Erythrozyten und Lymphozyten eingebettet.

In den Wänden der Sinusoide befinden sich viele zur Phagozytose fähige Retikulumzellen und Makrophagen. Diese bauen in der Hauptsache überalterte Erythrozyten ab. Aber auch geschädigte Thrombozyten, Mikroorganismen und körpereigene Zellfragmente werden erkannt und vernichtet. Die Blutmauserung ist eine der Hauptaufgaben der Milz. Bei Erythrozyten erfolgt der Abbau dadurch, dass diese ab einem bestimmten Alter nicht mehr elastisch genug sind um sich zu verformen. Beim Durchtritt durch die Milzsinusoide, welche ein sehr enges Netzwerk von kleinsten Kapillaren darstellen, müssen sich die Erythrozyten stark verformen um auf die venöse Seite zu gelangen. Einem zu alten Erythrozyten gelingt dies nicht mehr. Sie werden also im „Netz" eingefangen.

Ortsständige Makrophagen phagozytieren die roten Blutkörperchen und geben die einzelnen Bausteine gesondert in die venöse Blutbahn ab. Der gleiche Mechanismus läuft auch bei großen, unbeweglichen Erregern ab. In seltenen Fällen kann die Milz überreagieren und in einem solchen Übermaß Erythrozyten und Thrombozyten abbauen, dass sie entfernt werden muss. In einem solchen Fall übernehmen andere Organe (v.a. Leber und Lymphknoten) ihre Aufgaben.

1.8. Gefäßversorgung

Die Milz wird von der Arteria lienalis (Milzarterie) versorgt. Diese entspringt, zusammen mit den Arterien von Magen, Darm und Leber, dem Truncus coeliacus. Die Arteria lienalis tritt durch den Milzhilus in die Milz ein. Der

● Abbildung 6:

Arterielle Gefäßversorgung der Milz.

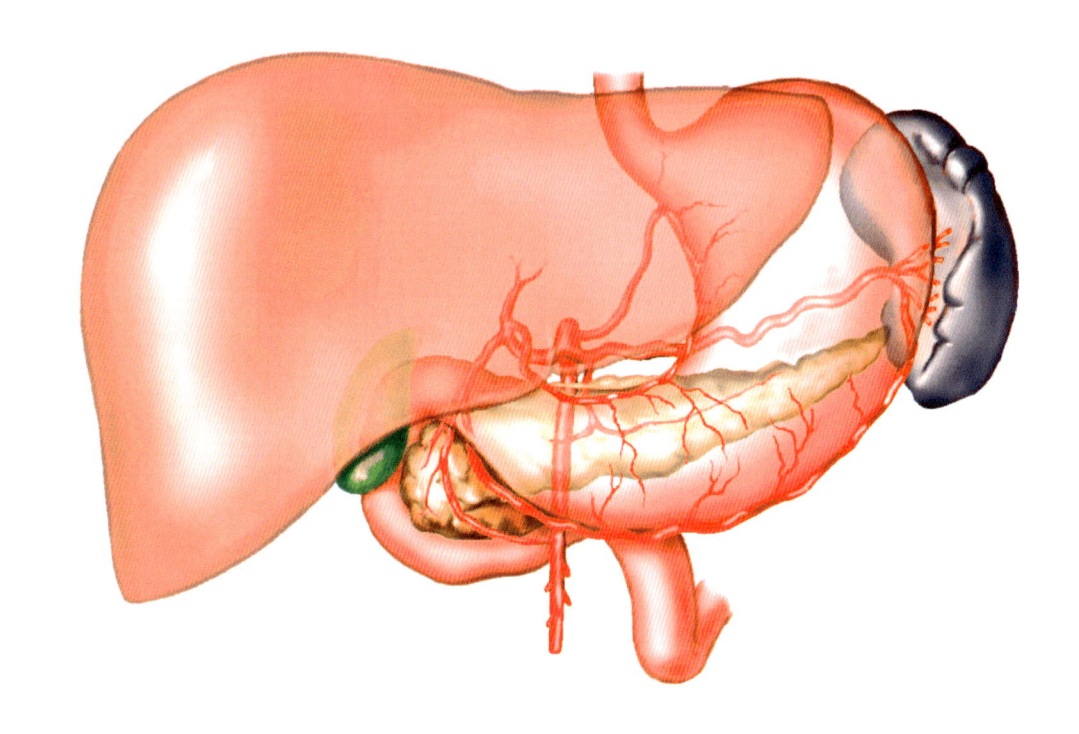

● Abbildung 7:

Arterielle Gefäßversorgung von Milz und Pankreas.

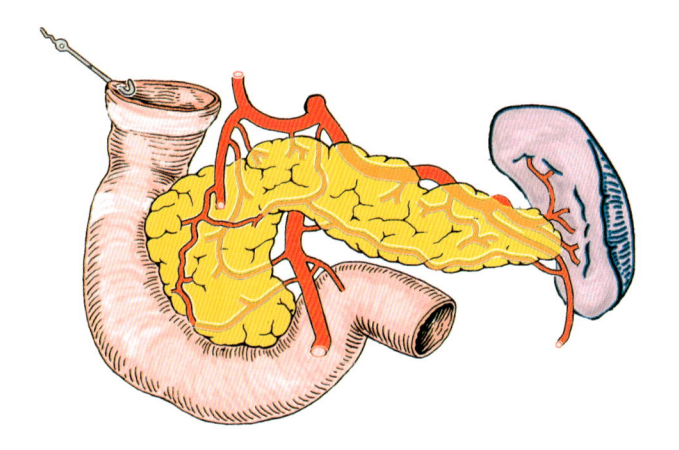

Milzhilus befindet sich an der konvexen, den Eingeweiden zugewandten Seite der Milz. Nach dem Durchtritt in die Milz verzweigt sich die größere Schlagader in Milzarteriolen. Diese und die kleineren arteriellen Kapillaren werden von der weißen Pulpa umgeben. Nachfolgend fließt das Blut außerhalb dieser Scheiden durch die rote Pulpa. Diese ist durch kleine zartwandige Blutgefäße und durch die Milzsinusoide gekennzeichnet.

Danach sammelt sich das gemauserte („gereinigte") Blut über die Zwischenwandvenen zur Milzvene, welche wiederum durch den Milzhilus austritt. Die Milzvene gibt ihr Blut über die Pfortader an die Leber ab. Dort können die durch den Abbau frei gewordenen Materialien einer erneuten Verwendung zugeteilt werden.

In den Milzhilus eintretend: A. lienalis und Nerven
Aus dem Milzhilus austretend: V. lienalis, Nerven und Lymphgefäße

1.9. Innervation

Die Milz wird durch das vegetative Nervensystem innerviert. Der Sympathikus hat jedoch einen deutlich gewichtigeren Stellenwert als der hier gänzlich fehlende Parasympathikus.
Die Innervation der Milz hat vor allem durch die Psychoneuroimmunologie an Bedeutung gewonnen.

1.10. Primäre Aufgaben der Milz

Die Hauptaufgaben der Milz sind schon seit langem bekannt. Die PNI (Psychoneuroimmunologie) findet jedoch immer mehr und tiefergehende Zusammenhänge zwischen der Milz und dem gesamten Organismus.
So wird in Zukunft der Milz sicherlich weitaus mehr Beachtung zu schenken sein, als dies in der Therapie und Diagnostik bisher der Fall war.

Die Aufgaben der roten Pulpa unterscheiden sich von denen der weißen deutlich. Durch den genialen Aufbau dieses Filtersystems, welches man mit einem Reusensystem von Aal-Fischern vergleichen könnte, durchläuft das Blut immer alle Kompartimente der Milz.
Eine der Hauptaufgaben der roten Pulpa ist die Ausreifung von Retikulozyten. Die Chromatinreste innerhalb des späteren Erythrozyten werden bei der Passage durch die Poren „ausgemolken". Fehlt eine funktionierende rote Pulpa, findet man in den Erythrozyten des peripheren Blutes dann diese Chromatinreste als sogenannte „Howell-Jolly-Körperchen". Auf ganz ähnliche Art und Weise werden auch die Malariaerreger aus den Erythrozyten während der Milzpassage entfernt.

Eine weitere sehr wichtige Aufgabe der roten Pulpa ist die Aussonderung von gealterten und nicht mehr verformbaren Erythrozyten.
Sind Erythrozyten oder Thrombozyten bei Krankheiten mit Antikörpern beladen, werden diese Zellen besonders effektiv von der Milz eliminiert. Daraus

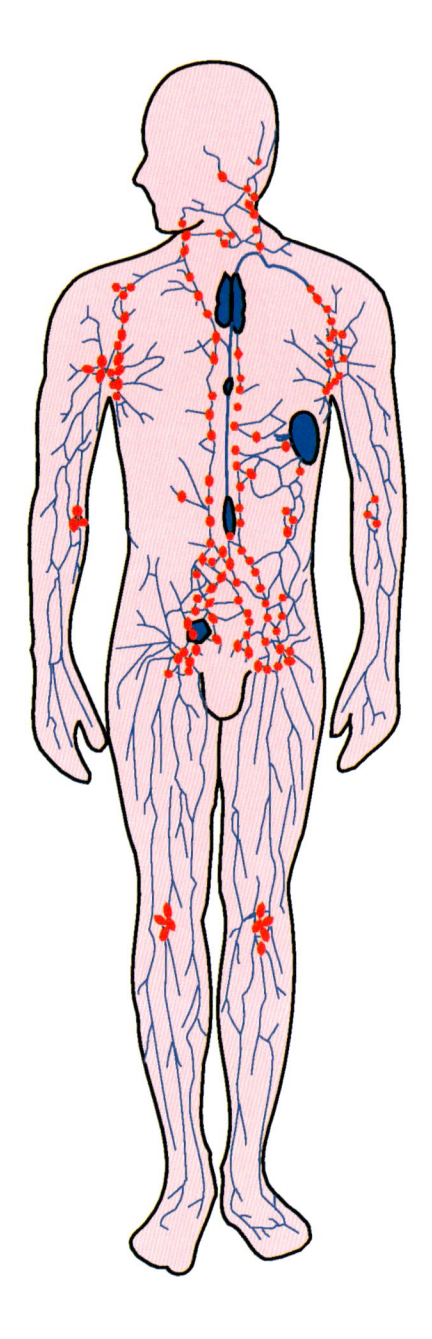

● Abbildung 8:

Die Milz im Verbund der lymphatischen Organe.

kann u.U. eine Anämie oder ein Mangel an Thrombozyten entstehen. Neben zellulären Elementen werden auch Mikroorganismen und partikuläre Antigene von den Makrophagen der Milz phagozytiert. Anschließend werden dann Immunantworten gegen diese Fremdstoffe ausgelöst.

Allgemein hat die Milz, vor allem die weiße Pulpa, die Aufgabe möglichst viele Antigene möglichst vielen Lymphozyten zu präsentieren. So wird die Wahrscheinlichkeit erhöht, dass das Antigen von „seinem" spezifischen Lymphozyten auch in der Blutbahn oder im Gewebe erkannt wird. Die Milz sammelt quasi so viele Antigene wie möglich aus dem Blut.

1.11. Systemische Aufgaben

- Infektabwehr u.a. durch Produktion von Lymphozyten sowie von Antikörpern und aufgrund der Phagozytose.

- Phagozytose von entarteten und/oder befallenen Lymphozyten und Fremdstoffen (z.B. einzelnen Antigenen, Mikroorganismen, etc.) durch die in der roten Pulpa sitzenden Makrophagen.

- Antikörper werden v.a. von den Plasmazellen der Milz gebildet. Diese befinden sich bevorzugt in der roten Pulpa. Gerade die IgM-Produktion scheint in der Milz besonders wichtig zu sein.

- Erkennung und Abbau überalterter Erythrozyten („Blutmauserung"). Das Hämoglobin wird in Farbstoff und Eiweiß getrennt. Diese werden an die Leber zur weiteren Verarbeitung abgegeben. Das freiwerdende Eisen geht direkt zum Knochenmark.

- Abbau von Immunkomplexen bei Allergien vom Typ III.

- Thrombozytenspeicher. Bei einem erhöhten Bedarf (z.B. Blutung) können so zusätzliche Thrombozyten ins Blut abgegeben werden. Die Milz enthält 30 % aller Thrombozyten. Diese werden i.d.R. durch Adrenalin mobilisiert.

- Abfangen und Abbau von Gerinnungsprodukten (z.B. kleine Emboli die im Blut schwimmen).

- Hämatopoese vor der Geburt (Blutbildung bis zum 5. Fetalmonat).

Nach neueren Erkenntnissen spielt die Milz beim Menschen als Blutspeicher so gut wie keine Rolle. Aufgrund ihrer geringen Größe kann eine gesunde Milz Blut nicht in den im Notfall benötigten Mengen speichern.
Da die Milz die gesamte Blutbahn filtert, schwillt sie nur bei einer Sepsis an. Nicht wie die Lymphknoten, die jeweils nur einer bestimmten Region zu geordnet sind. Diese schwellen zum Teil relativ schnell bei einer lokal begrenzten Infektion an.

1.12. Die Milz in der Psychoneuroimmunulogie

Die Zellen des Immunsystems sind über viele Organe verteilt. Vor allem die lymphatischen Organe wie Milz, Thymus, Lymphknoten, Tonsillen und Peyersche Platten werden von den diffus in vielen anderen Organen verteilten, nahezu „autonomen" Immunzellen unterschieden.

Die Blutgefäße und die Lymphwege verbinden alle zu einem gemeinsamen System. In diesem System nimmt die Milz eine gewisse Sonderstellung ein. Sie ist das einzige lymphatische Organ, welches direkt in die Blutbahn eingeschaltet ist. Damit „filtert" sie das gesamte Blut und hat so indirekten Kontakt zu allen Organverbänden und Zellen des Körpers. Zudem gehen zahlreiche Lymphbahnen aus ihr hervor. Durch diese „Doppelfunktion" könnte man die Milz als das „Gehirn" oder den „Wächter" des Immunsystems bezeichnen.

Dieser Begriff ist gerade auch aufgrund der zahlreichen T-Helfer-Zellen und der B-Lymphozyten in der Milz besonders geeignet. Doch nicht nur die Gedächtniszellen des Immunsystems befinden sich in den Milzsinusoiden. Etwa ¾ aller natürlichen Killer-Zellen finden sich in der Milz.

Die rote Pulpa enthält neben Makrophagen die zytotoxischen T-Lymphozyten (CD 8$^+$), die Plasmazellen und die Mehrzahl der natürlichen Killer-Zellen. Von der weißen Pulpa wird die rote Pulpa durch die Marginalzone getrennt. Innerhalb dieser scheidewandähnlichen Region befinden sich sehr viele B-Lymphozyten.

Die Makrophagen befinden sich in allen Kompartimenten der Milz. Sie unterscheiden sich aber nach ihrer jeweiligen Funktion. So phagozytieren die Makrophagen in den Keimzentren der Milz bevorzugt Kerntrümmer abgestorbener Lymphozyten. In der Marginalzone werden partikuläre Antigene aus dem Blut und in der roten Pulpa die alten, oder nicht verformbaren Erythrozyten aufgenommen, zerstört und entfernt.

Besonders interessant ist, dass 50 % aller Lymphozyten aus dem Blut in die Milz einwandern. Im Laufe eines Lymphozytenlebens kommt jeder Lymphozyt (zumindestens statistisch gesehen) mindestens 1,6 mal durch die Milz. Die Lymphozyten verlassen in der Marginalzone die Blutbahn und wandern in die weiße Pulpa ein. Nach einigen Stunden kehren sie über die rote Pulpa ins Blut zurück. Einige wandern auch über die Lymphbahnen aus der Milz aus und gelangen über den Ductus thoracicus (Milchbrustgang) wieder in die Blutbahn.

Die Wanderung der Lymphozyten mit ihren ständigen Ortswechseln ermöglicht eine sehr effektive Immunüberwachung des gesamten Körpers. Zudem können auf diesem Weg in den lymphatischen Organen Informationen zwischen den einzelnen Immunzellen ausgetauscht werden. Die B- und T-Lymphozyten und ihre Subpopulationen unterscheiden sich in der Geschwindigkeit mit der sie wandern. Auch in den Routen, die sie bevorzugt benutzen, finden sich deutliche Unterschiede.

Offensichtlich werden einzelne Regionen lymphatischer Organe bevorzugt in die Wanderwege integriert. Z.B. wird die Marginalzone und die periarterioläre Begleitscheide der Milz und der Paracortex der Lymphknoten häufiger, andere Organe und Regionen dagegen, wie z.B. der Thymus und die Sekundärfollikel nur minimal in die Rezirkulationswege einbezogen.

Wenn die Milz oder Lymphknoten ohne Unterlaß durch Antigene belastet werden, bilden sie deutlich mehr Keimzentren in ihren Rinden und Produktionsstätten aus, als jene Lymphknoten, die immunologisch ruhige Gebiete drainieren.

1.13. Anatomie einer Immunantwort

Mittlerweile weiß man relativ genau über den Ablauf einer Immunreaktion in den einzelnen Kompartimenten der Milz Bescheid.

Die pathogenen Keime gelangen in die Marginalzone. Hier werden sie von Makrophagen phagozytiert und nachfolgend den B-Lymphozyten präsentiert. Diejenigen B-Lymphozyten, welche den passenden Antikörper auf der Oberfläche besitzen werden aktiviert. Daraufhin verlassen sie die Marginalzone und wandern in die weiße Pulpa. Dort entwickeln sie sich zu Plasmazellen und gelangen schließlich in die rote Pulpa, in der sie dann die entsprechenden Antikörper produzieren.

Für eine geregelte und schnelle Immunantwort ist also gerade die Marginalzone besonders wichtig.

Die einwandernden Lymphozyten kommen ebenfalls mit den Antigenen in Kontakt und können auf ihrem weiteren Weg durch die Blut- oder Lymphbahnen andere Lymphozyten kontaktieren und informieren. Erst dadurch wird eine, den gesamten Organismus erreichende, Immunantwort möglich.

1.14. Die Milz und das Nervensystem

Es gibt zahlreiche Hinweise, dass sich Immun- und Nervensystem gegenseitig, z.T. intensiv, beeinflussen. So ist z.B. Interleukin-2, ein wichtiges Zytokinin des Immunsystems, in der Lage ACTH aus der Hypophyse freizusetzen. Umgekehrt kann TSH, ein Hypophysenhormon, die humorale Immunabwehr deutlich verstärken.

Die beiden Systeme kommunuzieren nicht nur über Botenstoffe, sondern auch über direkte morphologische Verbindungen werden Informationen ausgetauscht.

Für die Milz, wie für die meisten anderen lymphatischen Organe, wurde inzwischen nachgewiesen, dass vegetative Nervenfasern des Sympathikus nicht nur die entsprechenden Blutgefäße innervieren, sondern, dass sie auch in direktem Kontakt zu Lymphozyten, Makrophagen und Epithelzellen stehen. Die immunkompetenten Zellen lagern sich in allen Geweben immer an frei endenden Nervenfasern an und „lesen" jede ankommende neurologische Information. Dies ist jedoch kein Weg der nur in einer Richtung gangbar ist. Die Lymphozyten können auf diesem Weg auch das Nervensystem über ihre Lage und Situation in Kenntnis setzen. Dadurch ist eine aktive Interaktion zwischen den Lymphozyten, den lymphatischen Geweben und dem Nervensystem auch auf diesem Weg möglich.

In der Milz dominiert die sympathische Innervation mit Noradrenalin und NPY als Cotransmitter. Eine parasympathische Innervation findet sich in der Milz nicht. Die sympathischen Nervenfasern versorgen regulativ typischerweise in der Hauptsache die Gefäße der Milz. Allerdings zweigen von den Hauptnerven auch zahllose feine Äste ab. Diese versorgen insbesonders die T-Zell-Areale der weißen Pulpa. Elektronenmikroskopisch findet man zahlreiche unmittelbare Neuro-T-Zell- und Neuro-Makrophagen-Kontakte. Eine Innervation der B-Lymphozyten in den Keimzentren fehlt konstant.

Die sensorische Innervation der Milz ist extrem spärlich. Sie zielt insbesondere auf die Milzkapsel. Jedoch finden sich auch einige Immunzellareale sensorisch innerviert.

Die neurale Immunmodulation erfolgt in der Milz also ausschließlich durch sympathische Nervenfasern.

1.15. Zusammenhang zwischen Immunsystem und neuroendokrinen System

Auch das endokrine System beeinflußt das Immunsystem in einem nicht unerheblichen Maß. Gerade in den Milzkompartimenten kann dies sehr gut beobachtet werden.

So werden z.B. durch die Einflüsse von Hormonen in der Milz Zytokine und Interferon produziert. Durch eine Adrenalinerhöhung kommt es zu einer reaktiven Entwicklung einer Lymphozytose und das Corticoreleasinghormon (CRH) zeigt einen Effekt auf die Aktivität der natürlichen Killer-Zellen in der Milz. Diese Tatsachen weisen auf einen direkten, rezeptorvermittelten Weg der Informationsübertragung zwischen Immunsystem und Hormonsystem hin.

Zur Zeit sind bei weitem noch nicht alle immunologisch-hormonellen Verbindungen bekannt, doch lässt der gegenwärtige Wissensstand zahlreiche interessante Möglichkeiten zur Therapie beider Systeme entstehen.

1.16. Die Untersuchung der Milz

Eine gesunde Milz kann im Normalfall nicht palpiert werden. Erst wenn sie vergrößert ist, oder durch einen pathologischen Prozess im Brustkorb nach unten verlagert wird, kann man sie ertasten.

Um die Milz zu palpieren sollte sich der Patient in Rückenlage befinden.

Der Untersuchende steht links neben dem Patienten und schiebt die rechte Hand unter den linken Rippenbogen des Patienten. Mit dieser hebt man den linken unteren Brustkorbbereich bauchwärts an. Dabei wird mit der linken Hand unterhalb des Rippenbogens in Richtung Milz gedrückt. Bei tiefer Inspiration des Patienten tritt die Milz durch die Zwerchfellsenkung nach unten. Wenn zu nahe am Rippenbogen mit der Palpation begonnen wird kann es passieren, dass man den unteren Rand einer weichen, geschwollenen Milz nicht ertastet.

Wenn mit dem oben angeführten Verfahren Schwierigkeiten auftreten sollten, so sollte sich der Patient auf die rechte Körperseite legen und ebenfalls tief einatmen. Die linke Hand des Therapeuten liegt in diesem Fall auf dem Rücken des Patienten und drückt gegen die rechte, welche vorn unter dem linken Rippenbogen die Milz zu palpieren versucht. In dieser Stellung verlagert sich die Milz entsprechend der Schwerkraft nach rechts und medial (bauchwärts), wodurch sie deutlich besser zu tasten ist.

Achtung: Ist eine Milz am unteren Rippenbogen tastbar, so ist dies IMMER ein pathologischer Befund!

Allerdings ist nicht jede vergrößerte Milz zu tasten. Besonders bei einer weichen Konsistenz der Milz wird eine Splenomegalie leicht übersehen.

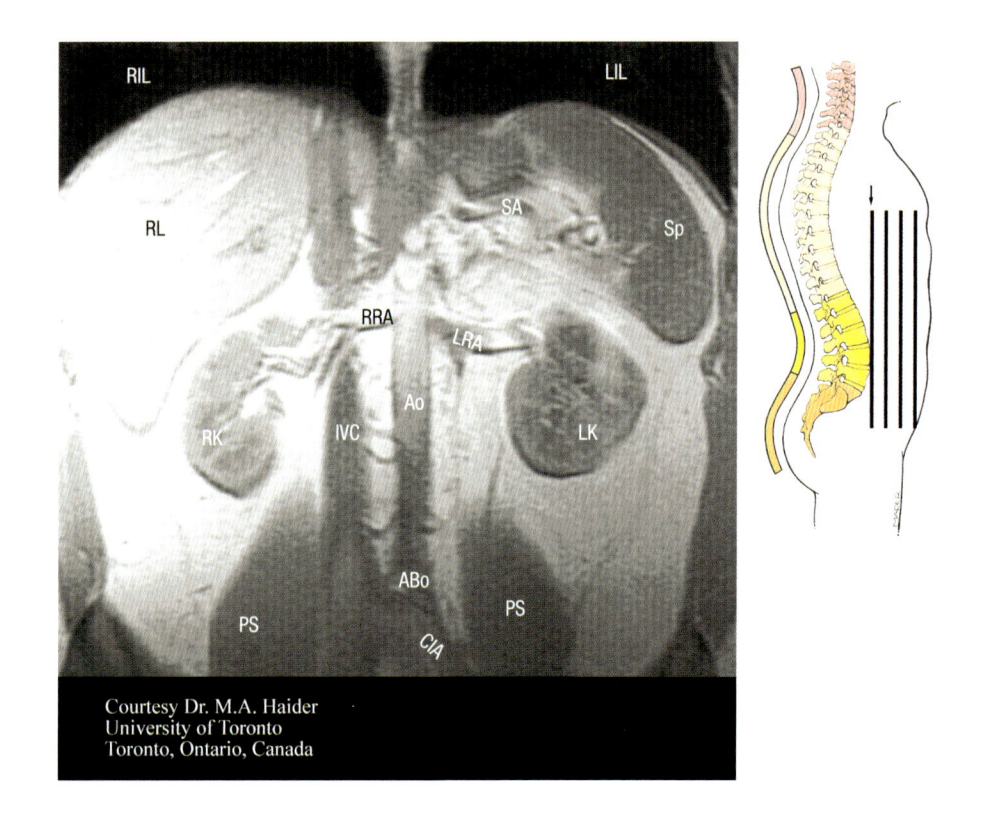

Abbildung 9:

Kernspintomographische Aufnahme einer deutlich vergrößerten Milz (Sp).

Ist die Milz palpabel sollte ihre Atemverschieblichkeit geprüft werden. Diese ist z.B. bei einer sehr großen Milz oder bei Tumoren des Pankreas vermindert. Die Konsistenz der Milzvergrößerung gibt zudem Auskunft auf das pathogene Geschehen. Ist sie weich, so liegen zumeist akute Entzündungen vor. Hart wird die Milz bei malignen Erkrankungen und mittelhart findet man sie bei Pfortaderhochdruck oder bei einem übersteigerten Zerfall der Erythrozyten.

CAVE: Ist die Milz zu tasten so ist unbedingt eine Überweisung an den Internisten notwendig! Jedes „herumdrücken" auf einer vergrößerten Milz kann zu einem Milzkapselriss führen und damit zu einer lebensgefährlichen Sepsis!

1.17. Die Splenektomie

Die Milz stellt kein lebensnotwendiges Organ dar. Sie kann (ohne weiteres?) operativ entfernt werden.

Indikationen zu einer Splenektomie stellen vor allem die Milzruptur, der Milzabszess und primäre Milztumoren dar. Jedoch wird die Milz auch bei einer nachgewiesenen lienalen Hämolyse, v.a. bei hereditärer Sphärozytose, seltener bei anderen Formen der hämolytischen Anämien (z.B. Werlhof-Krankheit, Lymphogranulomatose, Osteomyelofibrose, Felty-Syndrom u.a.) entfernt.

Im Normalfall werden ihre Aufgaben von Leber, Lymphe und Knochenmark übernommen. Sehr häufig treten dennoch Komplikationen nach einer Splenektomie auf.

Zumeist zeigen sich vor allem eine erhöhte Gerinnungsneigung, allgemeine Abgeschlagenheit und die grundsätzlich verstärkte Neigung zu bakteriellen Infektionen. Oft sind eine generalisierte und anhaltende Leukozytose und eine über Jahre bestehen bleibende Thrombozytose zu beobachten. Letzteres ist wahrscheinlich, da in der normalen und gesunden Milz etwa 30 % aller Thrombozyten residieren.
Nach der Splenektomie entfällt die Blutmauserung, so enthalten noch einige Erythrozyten Kernreste („Howell-Jolly-Körper"), gelegentlich auch Normoblastenkerne.

Die Gefahr einer perakut verlaufenden Pneumokokkensepsis erhöht sich nach der Entfernung der Milz enorm. Eine groß angelegte Studie in den USA kam in der Nachbeobachtung splenektomierter Patienten auf 1,4 % schwerer Infektionen, wovon sogar 0,6 % tödlich verliefen. Gerade bei Kindern ist das Risiko einer Pneumokokkeninfektion um ein Vielfaches erhöht, so dass empfohlen wird, eine Milzentfernung bei Kindern unter 5 Jahren nicht vorzunehmen.

1.18. Erkankungen der Milz

Die Milz erkrankt sehr selten als isoliertes Organ. Erkrankungen des lymphatischen Systems, wie die Tuberkulose, die Sarkoidose (M. Boeck), die Lymphgranulomatose und Non-Hodgkin-Lymphome, können jedoch in den Anfangsstadien auf die Milz beschränkt sein.

Onkologische Erkrankungen finden sehr selten ihren Beginn im Milzparenchym. Sarkome, wie das maligne Melanom, können jedoch in die Milz hinein metastasieren. Noch seltener metastasieren allerdings Karzinome in die Milz. Aufgrund der Stellung der Milz als das wichtigste „Mauserorgan" mit der größten Anhäufung von lymphoretikulärem Gewebe, dem Anschluss an den portalen Kreislauf und durch die topographischen Beziehungen zu Lunge, Pleura und Bauchhöhle hat die Milz häufig eine Mitbeteiligung an zahlreichen Erkrankungen. Diese äußert sich in der Regel in einer mehr oder minder starken Vergrößerung der Milz (Splenomegalie) und ist meist durch Palpation, Sonographie, CT oder Szintigraphie gut nachweisbar. Nicht ganz korrekt wird die Vergrößerung allgemein als „Milztumor" bezeichnet.

Die wichtigsten (fakultativen) Ursachen eines Milztumors sind:

Infektionskrankheiten

Sepsis, Milzabszess, bakterielle Endokarditis, TBC (mit Milzbeteiligung), Lues, M. Bang, Typhus, Paratyphus, Leptospirosen, Virushepatitis, infektiöse Mononukleose, Malaria, Kala-Azar, Leishmaniose, Toxoplasmose, Histoplasmose, Lymphadenopathie bei AIDS.

Faustregel: alle mit Leukozytopenie einhergehenden Infektionskrankheiten bzw. Verläufe können zum Milztumor führen.

Rheumatische Erkrankungen und Kollagenosen

Felty-Syndrom, Still-Chauffardsche Krankheit,
Lupus erythematodes visceralis.

Granulomatosen und hämatopoetische Neoplasien

M. Boeck, chronische (fast immer) und akute Leukämien (gelegentlich mit Milztumor), M. Hodgkin, chronisch lymphatische Leukämie (CLL) und andere Non-Hodgkin-Lymphome, Haarzelleukämie.

Chronsich myeloprolifertaive Syndrome

Insbesonders bei Polycythemia vera (nicht regelmäßig) und Osteomyelosklerose, sowie bei extramedulärer Blutbildung anderer Genese.

Bei diesen Erkrankungen findet sich eine, unter Umständen bis ins Becken reichende, Vergrößerung der Milz. Die größten, z.T. bis ins kleine Becken reichenden und bei der Untersuchung manchmal nicht zu entdeckenden Milztumoren pflegen die chronisch myeloische Leukämie zu verursachen!

Stauungen im portalen System

Chronische Hepatitis und Cholangiolitis, Leberzirrhose, Pfortaderthrombose, Budd-Chiari-Syndrom, Milzvenenthrombose.

Speicherkrankheiten

Morbus Gaucher (Cerebrosidlipidose), M. Niemann-Pick (Sphingomyelinose), M. Hand-Schüller-Christian (Cholesterinspeicherkrankheit), M. von Gierke (Glykogenspeicherkrankheit), Hämochromatose, Amyloidose.

Erhöhter Blutzellumsatz

Hämolytische Anämien, sehr selten auch bei Eisenmangelanämie.

CAVE: Bei jeder Milzvergrößerung kann es zu einer Überfunktion des Organs, dem Hypersplenismus, kommen.

Hypersplenismus

Unter Hypersplenismus versteht man einen Mangel an allen Blutzellen (Panzytopenie) oder an einzelnen Klassen (am häufigsten: Granulozytopenie und/oder Thrombozytopenie) mit oder ohne Zeichen einer zu meist leichten

Hämolyse, für die eine Überfunktion der Milz verantwortlich gemacht werden kann. Ist keine andere Organ-Erkrankung nachweisbar, in manchen Fällen ist nicht einmal die Milz tastbar vergrößert, spricht man von primärem oder idiopathischem Hypersplenismus. Die histologische Auswertung bei der Untersuchung der operativ entfernten Milz ist dann meist nicht besonders ergiebig.

Klarer sind die Verhältnisse bei den oben genannten Erkrankungen, die zu einem Milztumor führen können. In einem solchen Fall liegt ein sekundärer oder symptomatischer Hypersplenismus vor.

Die ältere pathogenetische Auffassung einer „splenopathischen Markhemmung" ist nicht mehr haltbar. Verantwortlich für die Panzytopenie ist die vermehrte Sequestrierung und ein beschleunigter Abbau von Blutzellen im Milzgewebe. Veränderungen in der Regulation der Blutbildung, z.B. durch Wachstumsfaktoren, sind zwar denkbar, aber noch nicht bewiesen.

1.19. Primäre Milzerkrankungen

Milzinfarkt

Durch den akuten Verschluß einer Milzarterie kann es, insofern kein entsprechender Kollateralkreislauf zur Verfügung steht, zur Nekrose des gesamten Organs oder einzelner Milzkompartimente kommen.

Die Symptomatik ist zumeist als akutes Abdomen, einsetzend mit starken Schmerzen im linken Oberbauch, erkennbar. In seltenen Fällen, wenn nur ein kleiner Teil des Stromgebietes unterbrochen wird, kann der Milzinfarkt unbemerkt verlaufen.

Milzvenenthrombose

Verschluss der Milzvene durch einen Thrombus oder (in selteneren Fällen) durch einen Embolus.
Anfänglich finden sich keine Schmerzen. Erst wenn die Milzkapsel durch den Rückstau des Blutes ins Organ stark gedehnt wird, tritt eine dumpfe, drükkende Schmerzsymptomatik auf.

Alienie

Die Alienie bedeutet das vollständige Fehlen der Milz. Dies kann angeboren (primäre Alienie), oder durch eine Splenektomie erworben worden sein.

Milzruptur

Meist durch ein stumpfes Bauchtrauma verursachte Zerreißung der Milz (Kapsel- od. Parenchymriß, Organzertrümmerung, evtl. Abriß des Gefäßstiels). Die Symptomatik entspricht dieser akuten Situation. So treten die typischen Schocksymptome, eine lokale Bauchdeckenspannung und eine perkutorische Flankendämpfung (li.) auf.

Die Milzruptur ist bei einem Polytrauma leicht zu übersehen. Aus diesem Grund sollte in einem solchen Fall immer eine Untersuchung der Milz nicht vergessen werden.

Splenitis

Entzündung der Milz mit Splenomegalie, u.U. kann es zur Abszessbildung kommen. Die Splenitis tritt meist als Sekundärinfektion nach einem bakteriellen Infekt (Streptokokken, Pneumokokken, Meningokokken etc.) auf.

Splenom

Das Splenom ist ein seltener, benigner Milztumor der aus Milzgewebe (Pulpa, lymphat. Gewebe) besteht. Im Normalfall wird das Splenom im Rahmen einer anderen Untersuchung als Zufallsbefund gefunden.

Peritoneale Splenose

Auftreten zahlreicher, kleiner, benigner, aus Milzgewebe bestehender Tumoren im Peritoneum und Mesenterium. Meist aufgrund von Ansiedelungen von Milzfragmenten nach einer Milzruptur. Auch die peritoneale Splenose ist meist ein Zufallsbefund einer Lapartomie.

Lien accesorius

Die sogenannte Nebenmilz besteht aus mehreren kleinen, rundlichen bis haselnußgroßen Körper aus Milzgewebe. Diese finden sich in der Nähe oder direkt als Anhang der Milz.

Wandermilz

Angeborene oder erworbene Abwärtsverlagerung der Milz. Ursächlich ist eine Dehnung der Aufhängebänder, z.B. bei Enteroptose, Splenomegalie, Aszites. Selten infolge eines Traumas. Als Komplikationen einer Wandermilz kann es zur Stieldrehung, zur Thrombose, bis hin zur Nekrose kommen.

1.20. Die Milz in der Naturheilkunde

Auch die Naturheilkunde hat die Milz in den letzten Jahren „links liegen" gelassen. Erst seit kurzem rückt dieses immens wichtige Organ wieder in das Licht des naturheilkundlich-medizinischen Interesses.

Vor allem Immunabwehrschwächen, allergische Erkrankungen (v.a. allergische Haut- und Schleimhauterkrankungen), Bindegewebsschwächen und zahlreiche andere chronische Erkrankungen können mit den Milzfunktionen in Verbindung gebracht werden.

Durch die Psychoneuroimmunologie (PNI) werden zahlreiche naturheilkundliche Therapieansätze bestätigt. Trotzdem fand die Milz bisher noch kaum Beachtung.

Die Milz wurde in der alten Humoralpathologie als Meister der Körperflüssigkeiten bezeichnet. R. Päutz nennt die Milz den Chef des Blutes und bezeichnet sie als das Zentrum der körpereigenen Abwehr.

Bei allen Immunschwächen, Allergien, Blut- und Kreislauferkrankungen, Pfortadererkrankungen und Bindegewebsschwächen sollte die Milz mit in die Therapie einbezogen werden. Doch nicht nur in diesen Fällen muss man an die Milz denken. Durch ihre zahlreichen Verkettungen muss sie auch bei Lungen-, Herz- und Magen-Darm-Erkrankungen mit in die therapeutischen Überlegungen Einzug finden. Nicht zu vergessen ist die stark sympathikotone Beziehung der Milz zum Nervensystem! Über diesen Weg steht die Milz wahrscheinlich auch in direkter Verbindung mit dem Chronischen Müdigkeitssyndrom (CMS / CFS).

Eine der Hauptursachen für die Milzschwäche und den daraus resultierenden Erkrankungen ist der enorme Zuckerkonsum. In der traditionellen chinesischen Medizin gilt ein übersteigertes Süßigkeitsverlangen immer als ein konkretes Zeichen für eine Belastung der Milz. Dies konnte in der täglichen Praxis häufig bestätigt werden. Wird die Milz gestärkt und behandelt, so verschwindet häufig in kürzester Zeit die Lust auf zuckerhaltiges.

Als weitere Hinweiszeichen auf eine Milzbelastung kommen, neben dem (nicht immer obligatorischen) Süßigkeitsverlangen, auch allgemein trockene Schleimhäute und eventuell auftretende Anämiezeichen.

Ein weiteres wichtiges, leicht zu erkennendes, pathophysiognomisches Milzschwächezeichen ist eine Faltenbildung direkt von den Mundwinkeln nach caudal (sog. Milzfalten). Auch finden sich gerne Hinweiszeichen auf der Zunge. Ist die Zungenmitte mit Einrissen oder Gräben gezeichnet, so sollte man auch an das Organssystem Milz-Pankreas denken.

Die Iridologie bietet allerdings die zur Zeit beste diagnostische Möglichkeit, um eine Milzbeteiligung bei einem tendenziell pathogenen Geschehen feststellen zu können.

1.21. Naturheilkundliche Behandlungsmöglichkeiten der Milz

Die Naturheilkunde bietet zahlreiche Möglichkeiten die Milz in ihrer Funktion und Leistung zu behandeln.

Neben den klassischen Ausleitungsverfahren wie Baunscheidt, Schröpfen und Aderlass, stehen Arzneimittel und noch viele andere Verfahren zur Verfügung.

Das Baunscheidtieren über der Milz und über den zugehörigen Milzzonen (nach Aschner) zeigt wunderbare entlastende Wirkungen. Das trockene Schröpfen unterstützt die Milzschwäche und aktiviert das Milzsystem sehr gut.

Liegt ein in der Tendenz erhöhter Hämatokritwert vor, so sollte man durch einen kleinen Aderlass (max. 250 ml) die Konsistenz des Blutes soweit verbessern, dass die Milz ihre Aufgaben wieder optimiert erfüllen kann.

An Arzneien und Medikamenten bieten sich vor allem alle Ceanothus-Präparate an. Gute Wirkung zeigt aber auch das Scolopendrium. Liegt eine Milzschwäche mit einem eindeutigen Bezug zum vegetativen Nervensystem vor, so sollte man ruhig auch einmal an den sympathikomimetischen Sumbulus denken.

Zudem kann man sagen, dass jedes Lymphmittel, welches intravenös verabreicht wird, in erster Linie auf die Milz einwirkt und erst nachfolgend die periphere Lymphe aktiviert.

1.22. Anmerkung

Da die Milz so zahlreich mit vielen anderen Systemen des Körpers verknüpft ist, sollte sie in keiner therapeutischen Überlegung fehlen. Dieses Buch soll das Interesse an der Milz wecken, so dass sich der Therapieerfolg vielleicht schneller einstellt.
Wenn man versucht verschiedene naturheilkundliche Verfahren objektiv in ihrer Wirkungsweise zu untersuchen, so findet man häufig, dass diese grundsätzlich (oder als Nebeneffekt) einen, manchmal intensiven, Einfluss auf die Milz ausüben.

Die angeführten Therapien und Arzneimittel sind Beispiele und erheben natürlich keinen Anspruch auf Vollständigkeit.

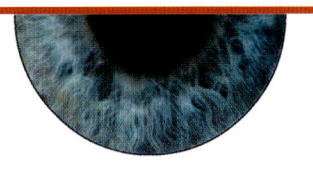

Kaps Irismikroskope
Die idealen Geräte für Heilpraktiker

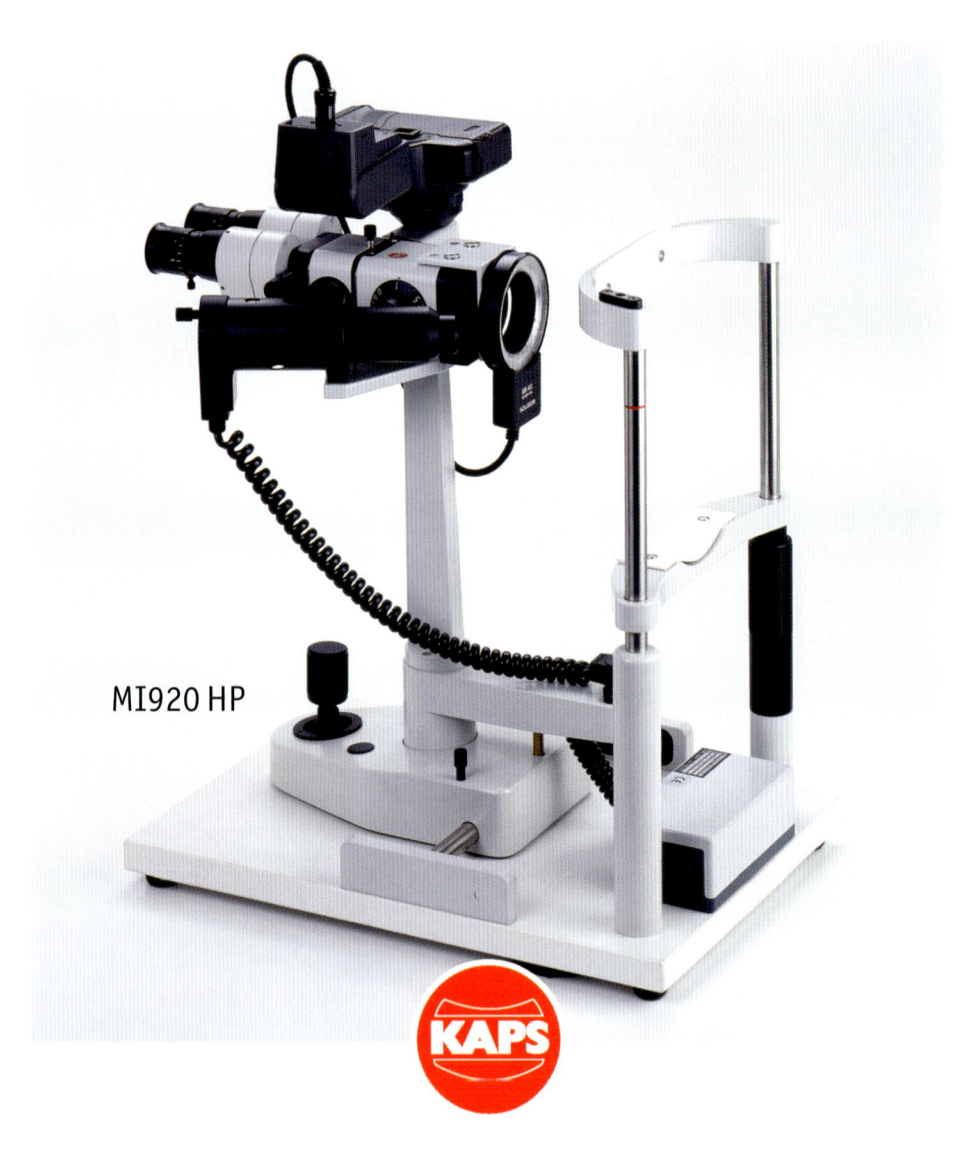

MI920 HP

Kaps Irismikroskope
Wir haben den Blick fürs Detail

Franz Schlennert

Weidenweg 6a
D-83620 Feldkirchen-Westerham
Tel. +49 (0) 80 63/80 90 88
Fax +49 (0) 80 63/80 90 98

Mikroskope aller Art

Generalhändler von **KAPS** für Irismikroskope.

Ausbaufähig auf Photo-/Digital- oder Video-Dokumentation

www.irismikroskop.de
mikroskopie@aol.com

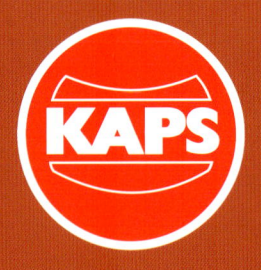

Karl Kaps GmbH & Co.KG
Europastraße • 35614 Asslar/Wetzlar
Tel. (0 64 41) 8 07 04-0 • Fax 8 59 85
www.kaps-optik.de • info@kaps-optik.de

2. DIE MILZ IN DER IRIDOLOGIE

2.1. Topographische Lage

Über die topographische Lage der Iris sind sich alle iridologischen Autoren der Vergangenheit einig. Schon Ignaz von Péczely weist der Milz ihren Platz ausschließlich der linken Iris zu: „Die Milz ist bei der, mit Punktierung umgebenen Zahl 73 der Abteilung IV, in der linken Regenbogenhaut aufzufinden". Konkretisiert man dies, so findet man die Milz gegenüber der Leber in der linken Iris unter dem Diaphragma von 4 h bis 4 ½ h lokalisiert. Manche Zeichen, vor allem jedoch die Pigmente, können auch bis 5 h auftreten. Sie sind dann anhand ihrer Struktur und Farbe von einem Ovarial-/Testis-Zeichen zu differenzieren. In der Regel findet sich dieses lymphatische Organ in der 6. kleinen, zirkulären Zone. Aufgrund der Zugehörigkeit der Milz zum Blut- und Lymphsystem kann sich jedoch eine Funktionsstörung auch sektoral bis an die Krause heran bemerkbar machen. Somit ist grundsätzlich auf die 3. kleine, zirkuläre Zone im Gesamten und im Milzbereich zu achten.

● Abbildung 10:

Topographische Lage der Milz.

● Abbildung 11:

Iridologische Einteilung der Iris in Zonen.

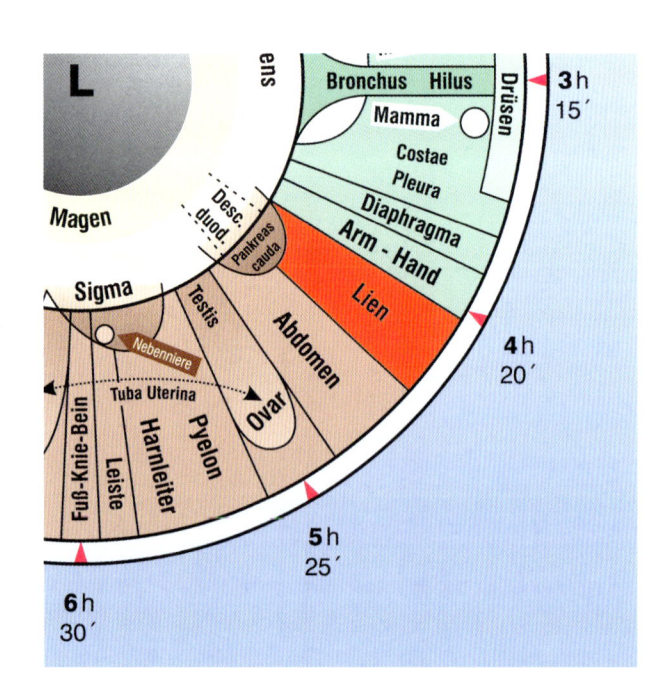

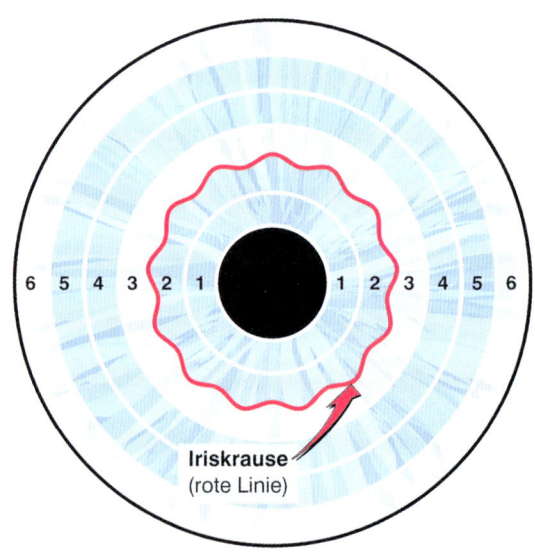

1. + 2.	Magen-Darmzone	Krausenzone
3.	Blut-Lymph-Drüsenzone	
4. + 5.	Mesenchym-Organzone	Ziliarzone
6.	Hautzone	

2.2. Milzzeichen der Iris:

- Primäre Milzzeichen
- Milzpigment
- Milztransversale (evtl. auch vaskularisiert)
- Zentrale Heterochromie
- Vaskularisierte Radiären
- Abdunklung des Milzsektor
- Sekundäre Milzzeichen
- Aufhellung des Milzsektors
- Reizradiären im Milzsektor
- Auflockerungen des Irisstromas im Milzsektor
- Gekämmtes Haar nach Maubach (auch im Milzsektor)
- Toxische Imprägnationen des Milzsektors
- Azidotische Zeichen (Tophi, Plaques, Wische)
- Konjunctivale Leitgefäße
- 3. zirkuläre Zone (Blut-Lymphzone)
- Verbindungslinie Nasennebenhöhlen (NNH) und Milz

2.3. Die Zeichensetzung der Milz

Auch über die Zeichensetzung der Milz sind sich alle bisherigen iridologischen Autoren einig:

Strukturzeichen wie Lakunen, Krypten oder Defekte finden sich äußerst selten als iridologische Milzzeichen. Dies korreliert mit der großen Seltenheit einer primären Milzerkrankung. Im Allgemeinen kann die Aussage gelten, dass die Milz keinerlei Strukturzeichen aufweist.

Wie eingangs schon beschrieben ist die am häufigsten auftretende Milzbeeinträchtigung die Splenomegalie und diese ist in der Regel sekundärer Natur. In diesem Fall kann sich dies in der linken Iris in einer radialen Lockerung, einer Stauungstransversale oder –radiäre oder einer radialen Reizphase anzeigen.

Die bekannteren und weitaus häufiger vorkommenden Milzpigmente können sich eher bei chronischen Erkrankungen auflagern.

DECK differenziert die Milzzeichen genauer. Wobei auch er voranstellt, dass man die Milz im Sinne einer Organzeichnung in der Iris nur extrem selten dargestellt findet.

Die Milz nach Josef Deck

„Ihre Zeichen in der Iris:

Bei primären Organerkrankungen der Milz als Lakune – Krypte mit Defekten

- Wenn eine primäre Milzerkrankung vorliegt, dann ist sie gezeichnet.

Als Reizphase, z.B. bei Malaria, als Begleitreaktion:

- Bei der Begleitreaktion löst sie eine Reizphase aus, und somit vaskularisierte Radialen, nach Fieberattacken einer Malaria, weniger bei einem Typhus. Der Verfasser [J. Deck] hat wiederholt beobachten können, dass Patienten, die während der Gefangenschaft in Moskau wegen Malaria auf der Station lagen, nach extremer Besonnung des Körpers wieder einen Fieberanfall bekamen. Als Zeichen in der Iris trat die vaskularisierte Reizphase auf.

Als Hypertrophie macht sie gar keine Zeichen, z.B. bei Magen-Ca-Latenz.

- Hier macht die Milz gar keine Zeichen, trotz Milzhypertrophie oder als Lien acutum. Sie ist ein sekundäres Kompensationsorgan. Der Verfasser [J. Deck] hat folgenden Fall erlebt: Ein Mann hatte im Magenfeld eine Ca-Latenz exophytär in der Iris. Bei der Palpation wurde die Milz als kindskopfgroßer Milzhypertrophie-Tumor getastet. Der Patient ging daraufhin zur Uni-Klinik. Er wurde operiert und die Milz exstirpiert. Nach einem Vierteljahr kam er wieder. Er war dann in der Kachexie, und der Magenkrebs war klinisch fassbar, so dass der Verfasser [J. Deck] ihn wieder in die gleiche Uni-Klinik einwies. Er wurde wieder operiert am Ca des Magens und blieb dabei."

Des Weiteren gehen Störungen der Milzfunktion oft mit einer Korrelation von auffallenden Aufhellungen der 3. kleinen zirkulären Zone (Blut- und Lymphzone) einher. Diese Aufhellungen treten beim Bezug zur Milz überwiegend im organgebundenen Sektor der Milz auf. Dies liegt im hohen lymphatischen Gewebeanteil innerhalb der Milz begründet.

Die Aufhellung entlang der Zone im Iriskrausenbereich kann unter Umständen auch ein Hinweis auf eine Splenomegalie sein. Dieses Zeichen sollte klinisch korrekt abgeklärt werden. Besonders zu beachten gilt dies, wenn die dritte kleine zirkuläre Zone (Blut-Lymph-Zone) eine helle sandfarbene Kolorierung aufweist.

Bei einem sogenannten verdunkelten Milzdreieck (Abdunklung im Sektor) ist in der Regel an eine schon länger bestehende Funktionsstörung, oft in stärkerem Ausmaß, zu denken. Dieses Abdunklungszeichen, welches am Ziliarrand, von der 5. in die 6. kleinen zirkulären Zone Richtung Pupille hineinreicht, ist vor allem dann ein in die Malignität zeigender Hinweis, wenn zusätzlich noch Stauungstransversalen und Tangentialgefäße in der Conjunktiva oder Sklera hinzukommen. Ein Malignom der Milz (Milzsarkom) ist jedoch in solchen Fällen extrem selten. In erster Linie müssen an schon systemisierte oder schon lange bestehende Malignome gedacht werden.

Lindemann schreibt, dass die Erfahrung gezeigt habe, dass sich „dieses dunkle Milzeichen aufhellt wenn bei einem Tumorgeschehen bestrahlt wird."
Bei der Diagnose eines Morbus Hodgkin muss der Milzbereich mit einbezogen werden. In den meisten Fällen finde man einen „verschmierten Krausenrand, eine Ansammlung von Lymphbrücken und einen dunklen Hautrand (6. kleine zirkuläre Zone).

Erkrankungen der Milz induzierten häufig auch Pigmentanhäufungen in der Iris. So verbindet Lindemann z.B. auch die Heterochromie (v.a. die zentrale Heterochromie) mit Milzpigmentationen, ganz besonders dann, wenn sie sand- oder ockerfarben ist. Angerer erklärt den pathophysiologischen Ablauf der Milzpigmententstehung etwas genauer:

„Auf dem Irisareal treten nämlich bei Störungen in der Entwicklung des Fibrins, besonders bei Vitamin K-Mangel und dem daraus resultierenden Minus an Prothrombin, eigenartige, nicht zu übersehende Phänomene auf: Rings um den Krausenrand bilden sich auf dem Stroma der Iris unzählige kleine rote Platten, die wie verstreute Schuppen aussehen und sich bis an den peripheren Iristeil ansiedeln können. Da der Thrombozytenabbau in der Leber und Milz vor sich geht, und da außerdem das Prothrombin ein Erzeugnis der Leberzellen darstellt, ist es erklärlich, dass man dieses Zeichen immer in Zusammenhang mit Funktionsstörungen in Leber und Milz gebracht hat. Ein interessantes Phänomen bei vermehrter Hämolysinproduktion ist ein giftig gelbes Pigment auf dem Milzsektor, das ungefähr die Form eines geknoteten Fischernetzes hat und dessen Zwischenräume mit noch hellerem Kolorit ausgefüllt sind. Der Bilirubinspiegel ist dabei in Blut und Harn vermehrt."

HERGET und SCHIMMEL beschreiben einen Zusammenhang mit den häufig im Leber-Milz-Bereich auftretenden ocker- bis sandfarbenen Pigmenten. Hier im Sinne eines Verdachtes auf ein hepato-lienales Syndrom.
Die im Milzsektor so pigmentierte und / oder offene Iriskrause, vor allem in Zusammenhang mit dem abgedunkelten Milzdreieck, wird mit einem Dysbakteriesyndrom in Verbindung gebracht.
Nach KRIEGE treten bei Funktionsstörungen der Milz im Sektor „kleine dunkle Punkte" auf, welche er jedoch leider nicht genauer ausführt und in ihrer weiteren Bedeutung nicht beschreibt.

Es kann zwischen Herz und Milz eine deutliche Korrelation hergestellt werden. SCHIMMEL weist daraufhin, dass Milz- und Pankreasstörungen nicht nur am häufigsten, sondern auch am stärksten die Herzfunktion beeinträchtigen können. Iridologisch stellt sich diese Verbindung durch die vom Milzsektor zum Herzsektor aufsteigende Transversale dar. Ist diese vaskularisiert, so ist dies als Erschwerniszeichen zu werten. LINDEMANN und WENSKE sprechen in diesem Fall sogar von einer Disposition zum Herzinfarkt, was in jedem Fall unter Beobachtung und genauer klinischer Diagnostik gehalten werden sollte.

Milzzeichen der Iris

2.4. Primäre Milzzeichen

2.4.1. Milzpigment

Das Milzpigment stellt ein phänotypisches, physiologisches Zeichen dar. Im Allgemeinen weist es auf metabolische Belastungen des Organs hin. Der Farbton des Milzpigmentes ist sandfarben oder ocker bis hellbraun. Es tritt fast immer relativ topostabil, d.h. ausschließlich im Milzsektor oder (seltener) auch in den direkt angrenzenden Sektoren von 3.30 h bis 5.00 h auf.

Darüberhinaus ist häufig eine sogenannte *ubiquitäre Milzpigmentation* erkennbar, die sich als überall im Auge auftretendes sandfarbenes, ockerfarbenes oder hellbraunes Pigment darstellt. Sie tritt vorwiegend in der 3. kleinen zirkulären Zone auf, kann aber auch in jedem anderen Areal der Iriden auftreten und muss differentialdiagnostisch jeweils abgeklärt werden. Diese Art der Pigmentation spricht für eine starke, lang andauernde oder genetisch determinierte Milzbelastung.

2.4.2. Milztransversale

Die Milztransversale verläuft in der Regel von 4 ½ h bis 5 h quer zum Radiärenverlauf Richtung 3 h. Transversalen deuten auf degenerative Prozesse hin. In mancher Literatur wird sogar eine CA-Latenz oder Präcanzerose diskutiert.
Bei einer Vaskularisierung einer Transversale sind eher akute oder stauende Prozesse auszuschließen.

2.4.3. Zentrale Heterochromie

Die sandfarbene bis rehbraune Pigmentation der zentralen Heterochromie kann bis weit in die 3. kleine zirkuläre Zone (Blut-Lymph-Zone) hineinreichen. Im Allgemeinen stellt sie einen Hinweis auf die genetische Mischkonstitution dar. Bei einer hellen, sandfarbenen zentralen Heterochromie weißt LINDEMANN allerdings darauf hin, dass die toxische Belastung der endogenen oder exogenen Noxen des Magen-Darm-Traktes die Milz überlastet und somit zu einer toxischen Imprägnation geführt hat.

2.4.4. Vaskularisierte Radiären

Die durch Vaskularisierung des radiärverlaufenden Irisstromas entstehenden Radiären deuten auf intensive Prozesse hin. Darunter fallen Entzündungen, Durchblutungsstörungen oder Stauungserscheinungen. Auch können sie auf die erneute Aktivierung eines alten oder bisher ruhenden Prozess hindeuten.

2.4.5. Abdunklung des Milzsektor

Die Abdunklung eines Sektors oder eines umschriebenen Bereiches deutet immer auf eine Reduktion der Sauerstoffversorgung hin. Der Abdunklung des Milzsektors liegt in der Regel immer eine schon lange andauernde Funktionsstörung der Milz zugrunde.

2.5. Sekundäre Milzzeichen

2.5.1. Aufhellung des Milzsektors

Einen Hinweis auf einen akuten, meist entzündlichen oder reizenden Prozess gibt die Aufhellung des Milzsektors.

2.5.2. Reizradiären im Milzsektor

Deutliche, aufgequollene, hell-weiße Radiären gelten als sogenannte Reizradiären. Sie geben – wie der Name sagt – einen Hinweis auf akute Reizzustände des Organs.

2.5.3. Auflockerungen des Irisstromas im Milzsektor

Im Allgemeinen sind Auflockerungen des Irisstromas genetischer Natur. Sie geben einen allgemeinen Hinweis auf eine angelegte Schwäche der Organfunktion.

2.5.4. Gekämmtes Haar nach Maubach

Das <u>überall</u> in der Iris vorkommende „gekämmte Haar" nach MAUBACH deutet auf eine genetische, tuberkuline Belastung hin. Im Falle der Milz oder wenn es vor allem im Milzsektor lokalisierbar ist zeigt es eine ererbte lymphatische Schwäche an. Somit liegt im lymphatischen Teil der Milz eine Funktionsreduktion vor.

2.5.5. Zeichensetzungen in der 3. kleinen zirkulären Zone (Blut-Lymph-Zone)

Hellungen der Blut-Lymph-Zone deuten auf eine Belastung in Richtung entzündliche Prozesse im Organismus hin. Oftmals findet man eine Hellung auch bei Allergikern.

Die Milz betrifft diese Zeichensetzung sekundär. Als das übergeordnete Blut- und Lymphorgan stellt eine Belastung der Blut-Lymph-Zone zwingend auch eine starke Belastung der Milz dar.

Diese Zone ist noch intensiver zu beachten, wenn eine sand- bis ockerfarbene Pigmentation auftritt. Der Bezug zur Milz und die damit einhergehende diagnostischen Aussagen der Milzbelastung sind sehr groß.

2.5.6. Die Nebenhöhlen-Milz-Achse

Finden sich der Milz genau gegenüber gelegen Pigmente (jeder Art), so spricht man von der Nasennebenhöhlen-Milz-Achse (NNH-Milz-Achse). Ist diese Achse erkennbar gezeichnet, so muss man von einer Milzbelastung durch einen ständig vorhandenen Störherd im Bereich der Nasennebenhöhlen ausgehen. Die Sanierung dieses Störfeldes ist dann obligatorisch. Dabei jedoch auf keinen Fall die milzunterstützende Therapie vergessen!

2.5.7. Sonderform der Milzpigmentation: Pfefferkornstraßen

Diese Pigmentation stellt eine absolute Sonderform der Milzpigmentation dar. Häufig ist das Pfefferkornpigment im Zusammenhang mit chronischen Erkrankungen vor allem aus dem rheumatischen Formenkreis zu finden.
Ein Milzbezug ist immer dann vorhanden, wenn das Pigment im Sektor lokalisiert ist (z.B. radiär) oder die Färbung eindeutig in Richtung sand/ocker geht. Grundsätzlich steht das Pfefferkornpigment im Zusammenhang mit einer adäquaten bis extremen Schwäche der Milzentgiftungsleistung.

2.5.5. Toxische Imprägnationen des Milzsektors

Finden sich grünlich-gelblich verfärbte Tophi oder Plaques, öligfarbene Pigmente oder Pigmentanlagerungen an den sektoral anschließenden Limbusrand, so kann von einer toxischen Imprägnation gesprochen werden. In diesem Fall ist die Milz mit Toxinen (zumeist direkt aus dem Blut, manchmal auch aus dem Leberstoffwechsel) schon seit langer Zeit funktionell überlastet.

2.5.6. Azidotische Zeichen (Tophi, Plaques, Wische)

Tophi, Plaques (vor allem konfluierende) und sogenannte azidotische Barrieren nach Hauser deuten auf eine starke Überbelastung und „Verschlackung" des Grundregulationssystems (Matrix / Grundsystem nach Pischinger) hin.
Im Falle der Milz bedeutet dies, dass die Funktionen und die allgemeine Leistungsfähigkeit der Milz sehr stark belastet ist.

2.5.7. Conjunctivale Leitgefäße

Treten in der Conjunctiva gestaute Gefäße auf, welche in ihrem Verlauf direkt auf den Milzsektor hin gehend erscheinen, so können diese als weiteren Hinweis oder Erschwerniszeichen für ein bestehendes Milzgeschehen gewertet werden.

2.6. Iriden mit typischen Zeichensetzungen

Im Folgenden werden zahlreiche Iriden mit typischen Zeichensetzungen der Milz dargestellt. Zur Verdeutlichung werden die entsprechenden Zeichensetzungen nochmals hervorgehoben.

Im Allgemeinen gilt auch bei der Bewertung der Milz, dass in der Regel erst die Summe mehrerer Zeichen als deutlicher Hinweis auf ein Milzgeschehen gewertet werden darf. Ausnahme bildet hier allerdings das solitäre Milzpigment und die singuläre, vaskularisierte Milztransversale.

Unterhalb des Fotos sind jeweils Alter, Geschlecht und um welches Auge es sich handelt angegeben.

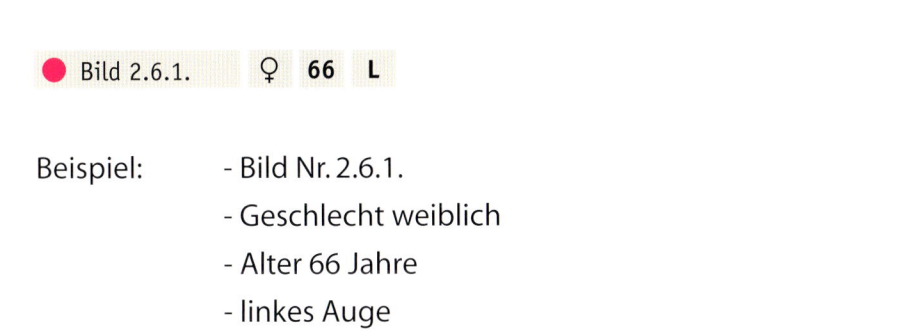

● Bild 2.6.1.   ♀ 66 L

Beispiel: - Bild Nr. 2.6.1.
             - Geschlecht weiblich
             - Alter 66 Jahre
             - linkes Auge

DIE MILZ IN DER IRIDOLOGIE

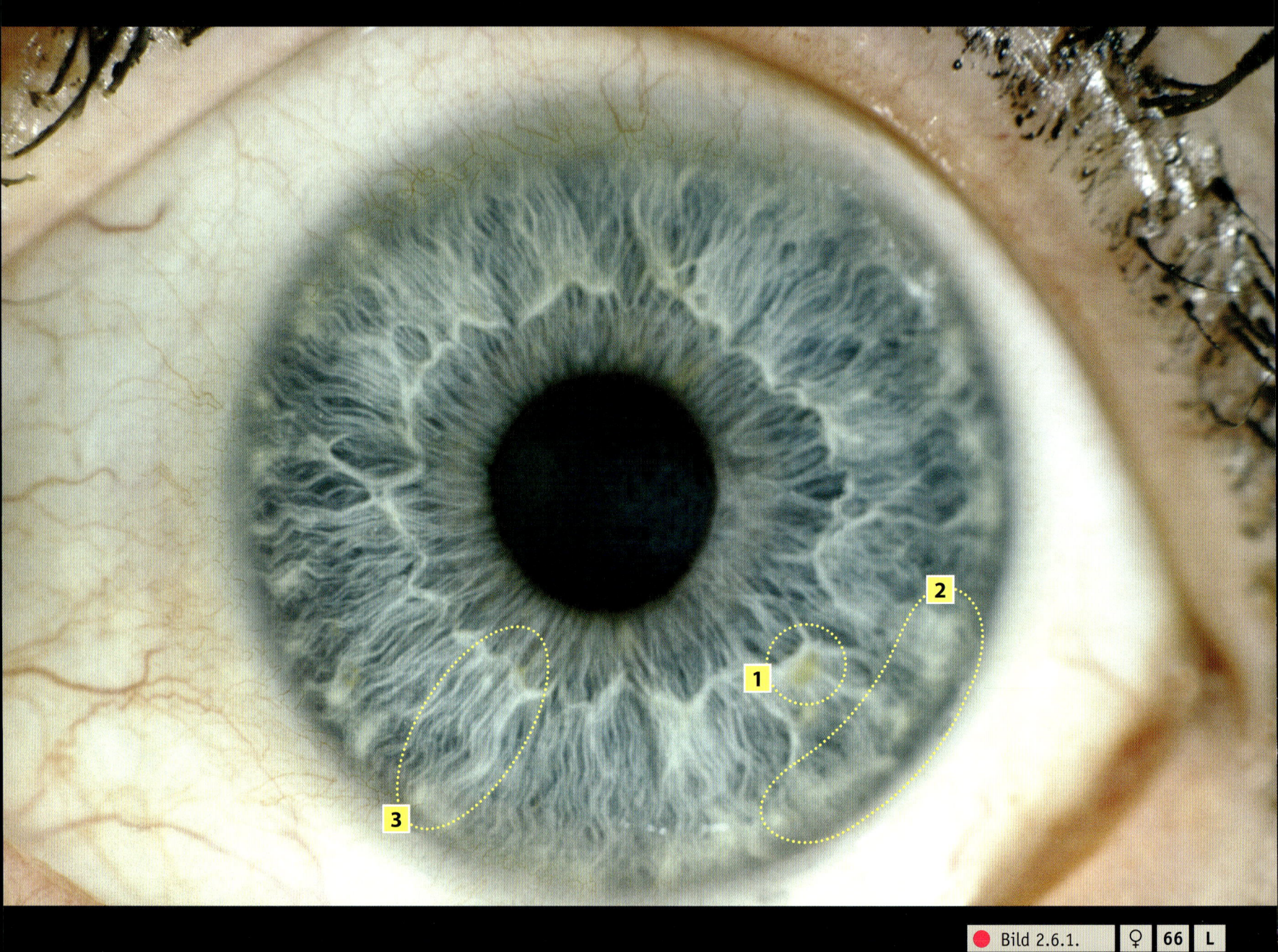

Bild 2.6.1. ♀ 66 L

Bild 2.6.1.

Grundkonstitution: lymphatisch

Disposition: tuberkulin

Diathese: Übersäuerung

Zeichensetzung der Milz:

1. Milzpigment

2. Azidotische Barrieren im Sektor (konfluierende Plaques)

3. Tuberkuline Disposition (gekämmtes Haar nach MAUBACH)

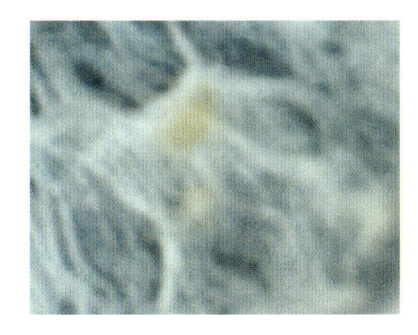

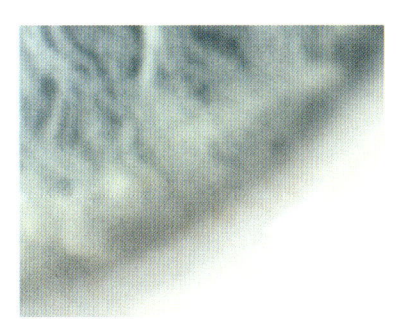

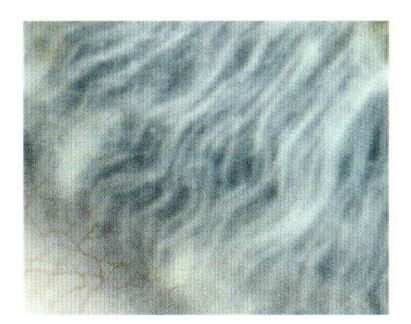

DIE MILZ IN DER IRIDOLOGIE

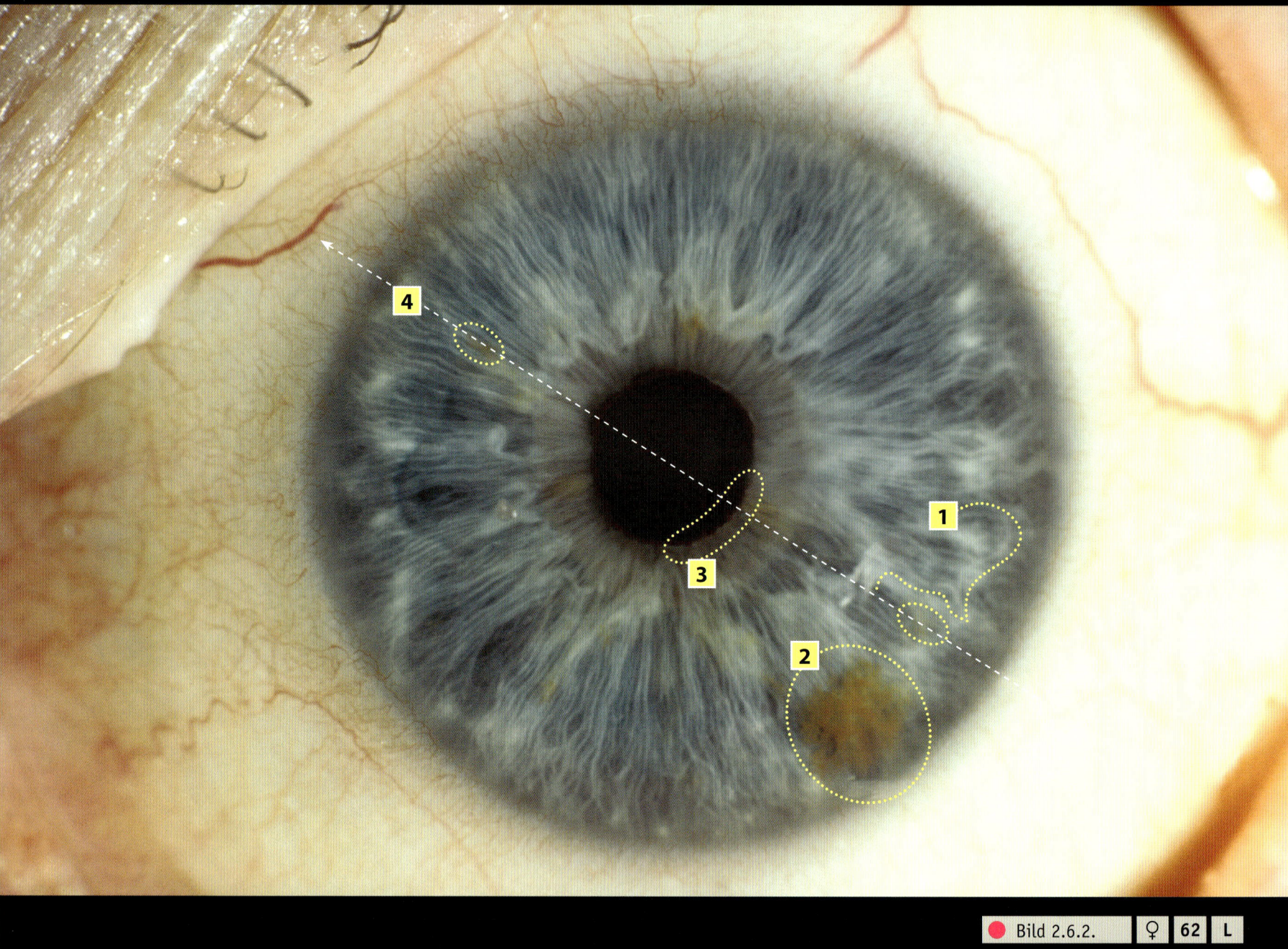

Bild 2.6.2. ♀ 62 L

Bild 2.6.2.

Grundkonstitution: lymphatisch

Disposition: neurogen

Diathese: exsudativ

Zeichensetzung der Milz:

1. Milztransversale

2. Solitäres Milzpigment, perifokal

3. Sektoral abgebauter Pupillarsaum

4. Achse Milz-Nasennebenhöhlen (Pigment),
   Herdbelastung Nasennebenhöhlen mit Leitgefäß bei 10 h

DIE MILZ IN DER IRIDOLOGIE

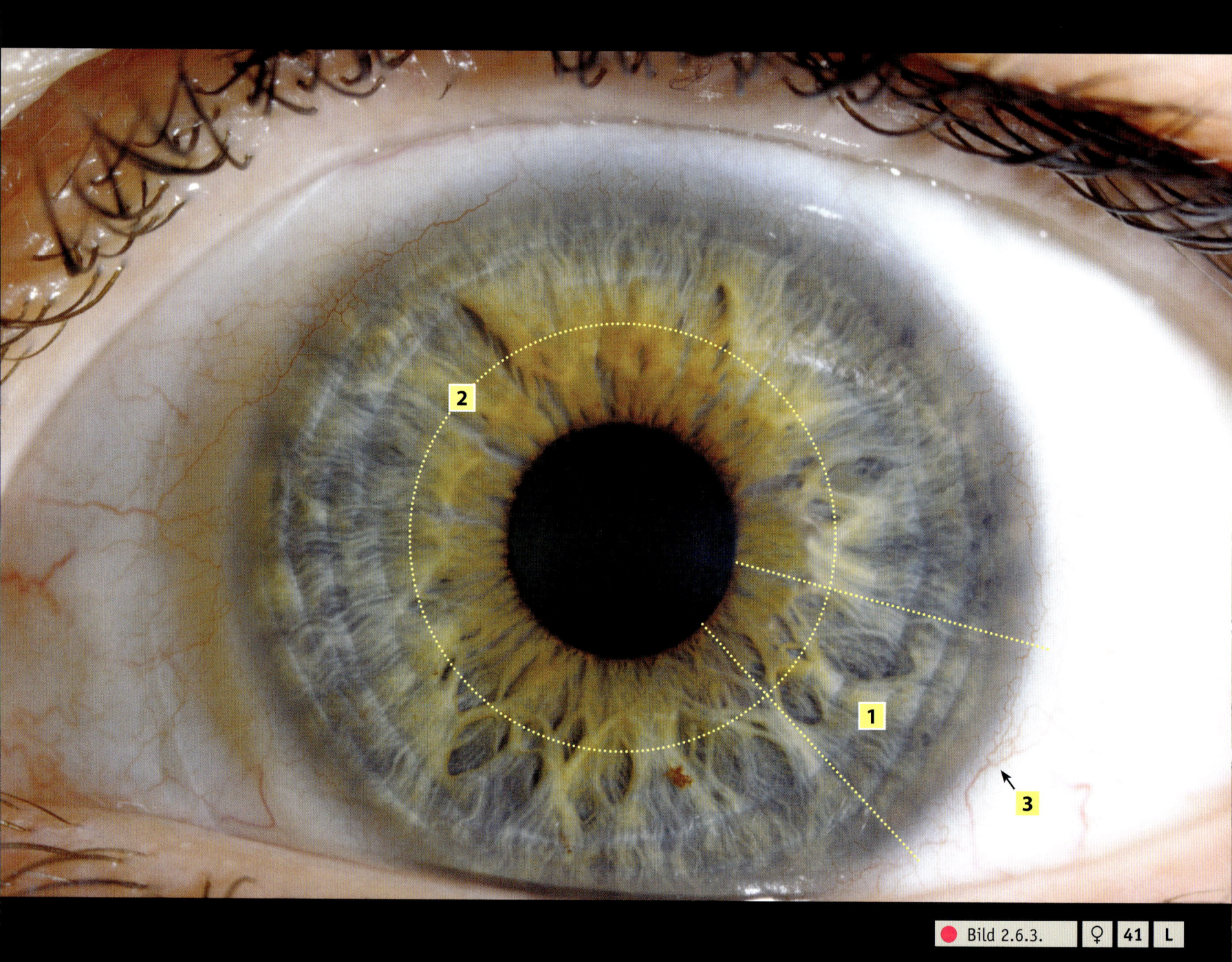

Bild 2.6.3. ♀ 41 L

62

Bild 2.6.3.

Grundkonstitution: lymphatisch

Disposition: vegetativ-spastisch

Diathese: Übersäuerung

Zeichensetzung der Milz:

1. Typische, »ubiquitäre« (über die Iris verteilte) ockerfarbene Milzpigmentation

2. Zentrale Heterochromie

3. Verstärkte tangentiale Gefäßzeichen in der Konjunktiva im Bereich des Milzsektors

DIE MILZ IN DER IRIDOLOGIE

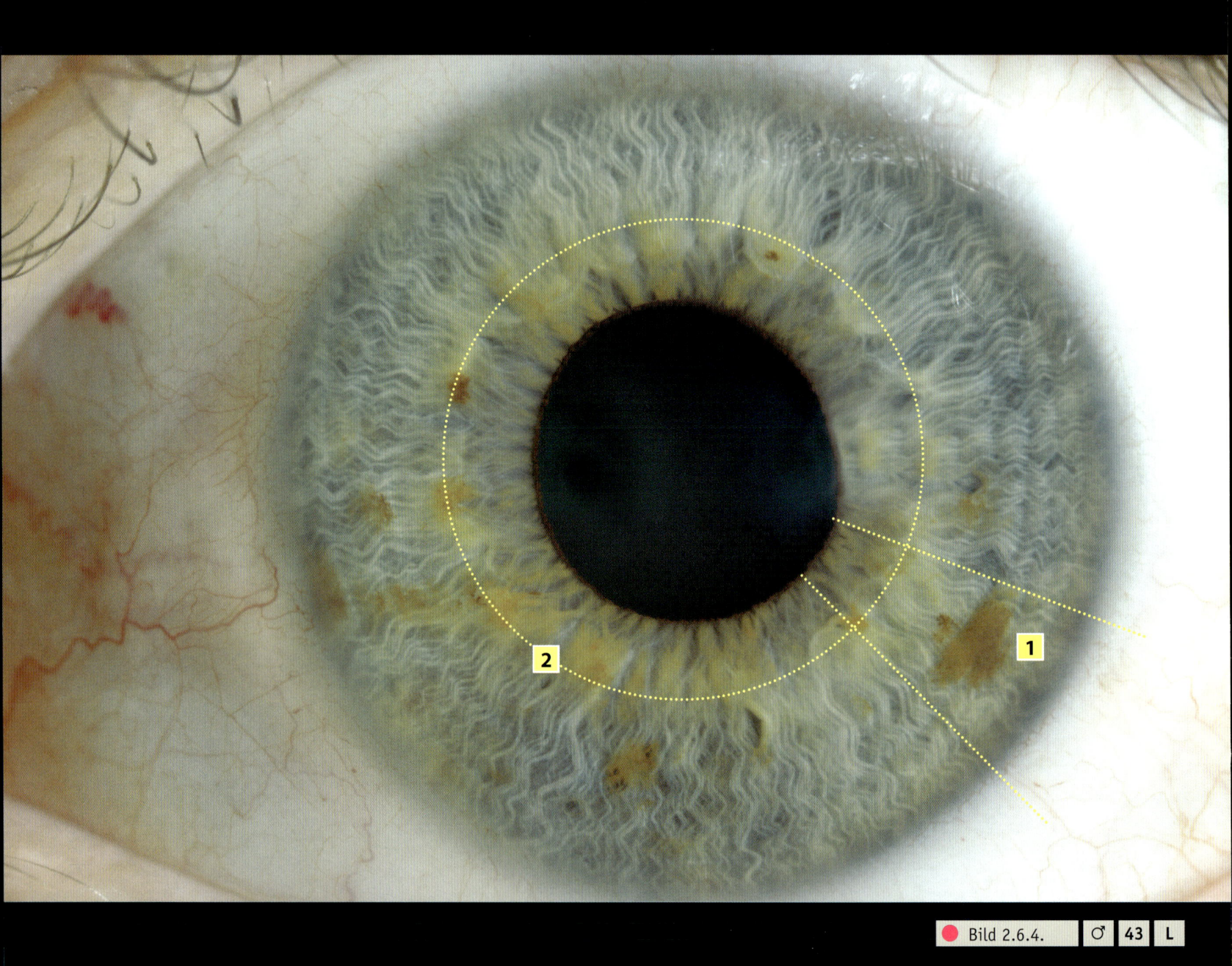

Bild 2.6.4. ♂ 43 L

64

Bild 2.6.4.

Grundkonstitution: lymphatisch

Disposition: neurogen / tuberkulin

Diathese: dyskratisch

Zeichensetzung der Milz:

1. Milzpigment (topostabil)

2. Imprägnation der 3. kleinen Zone (Blut-Lymph-Zone) mit typischer Milzpigmentation

IN DER IRIDOLOGIE

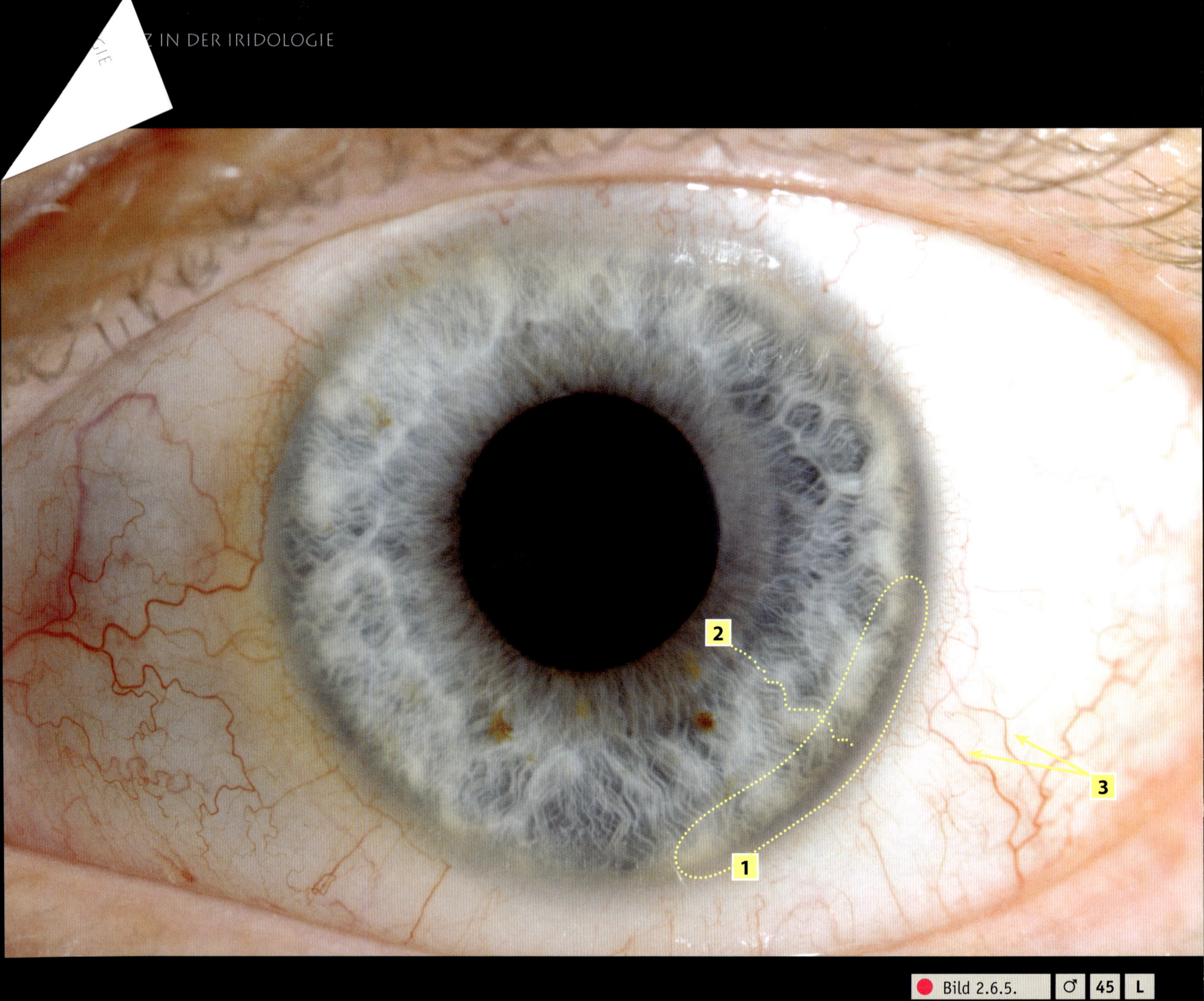

Bild 2.6.5. ♂ 45 L

Bild 2.6.5.

Grundkonstitution: lymphatisch

Disposition: tuberkulin

Diathese: Übersäuerung

Zeichensetzung der Milz:

1. Starke Säureblockaden (azidotische Barrieren)

2. Vaskularisierte Radiäre

3. Konjunctivale Leitgefäße

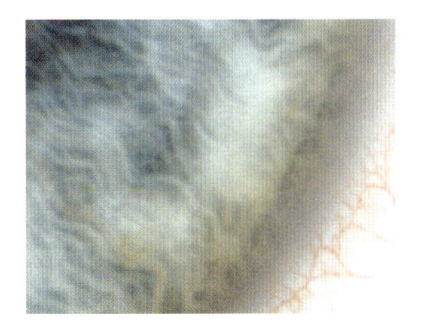

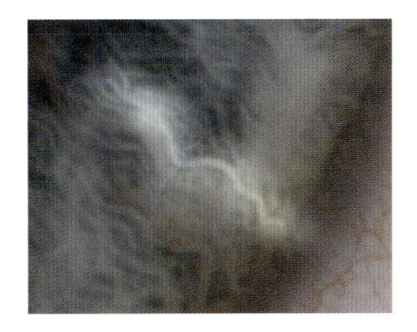

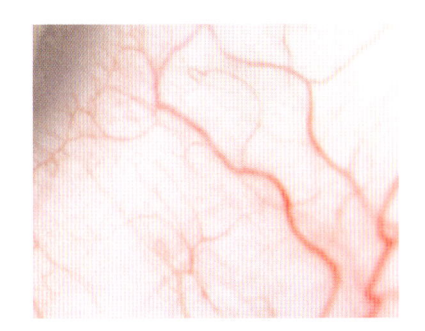

DIE MILZ IN DER IRIDOLOGIE

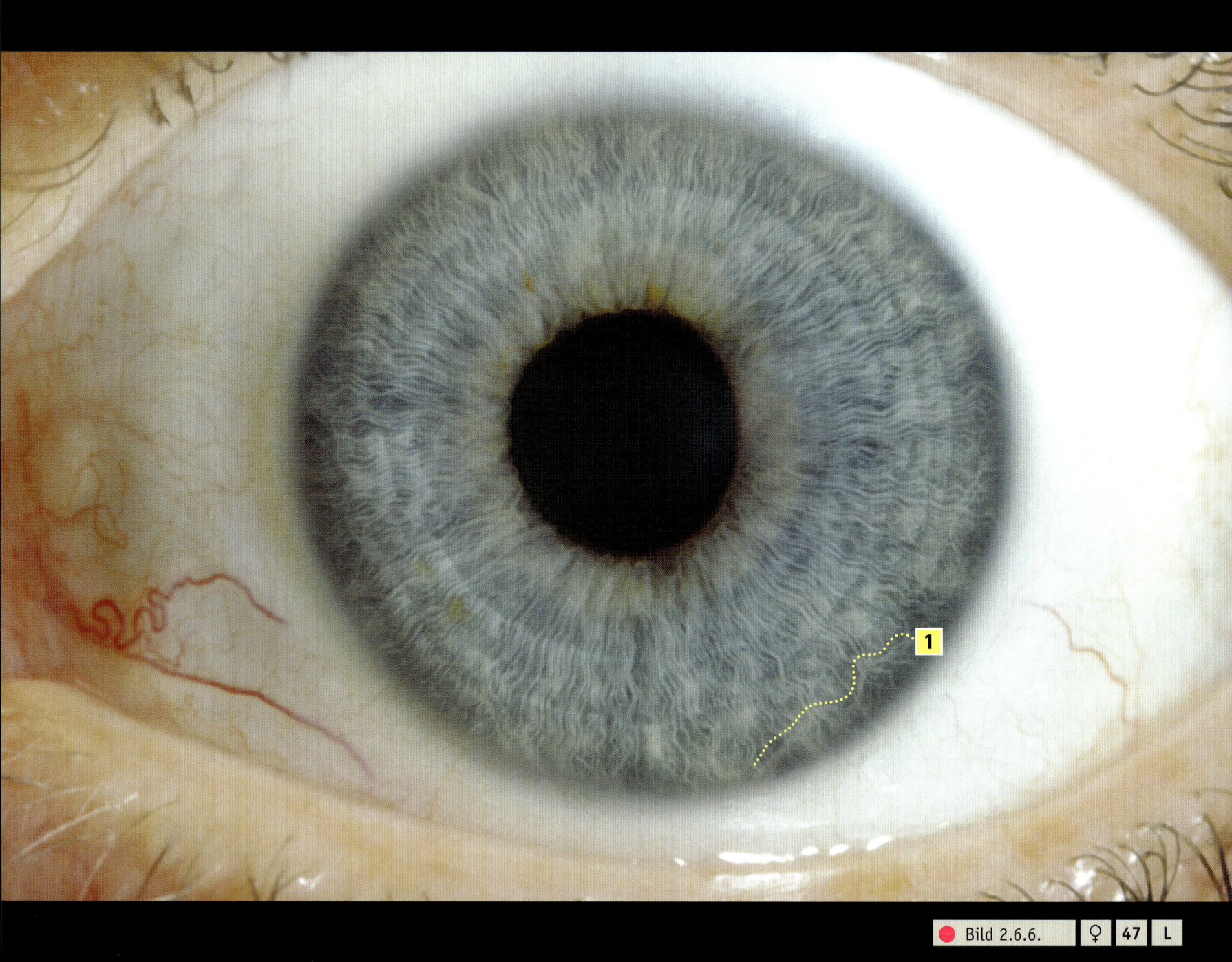

Bild 2.6.6. ♀ 47 L

DIE MILZ IN DER IRIDOLOGIE

Bild 2.6.6.

Grundkonstitution: lymphatisch

Disposition: neurogen / vegetativ-spastisch

Diathese: -

Zeichensetzung der Milz:

1. Vaskularisierte, aufsteigende Milztransversale

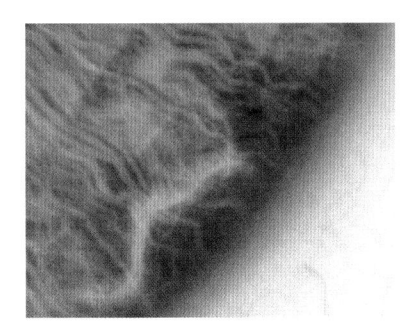

DIE MILZ IN DER IRIDOLOGIE

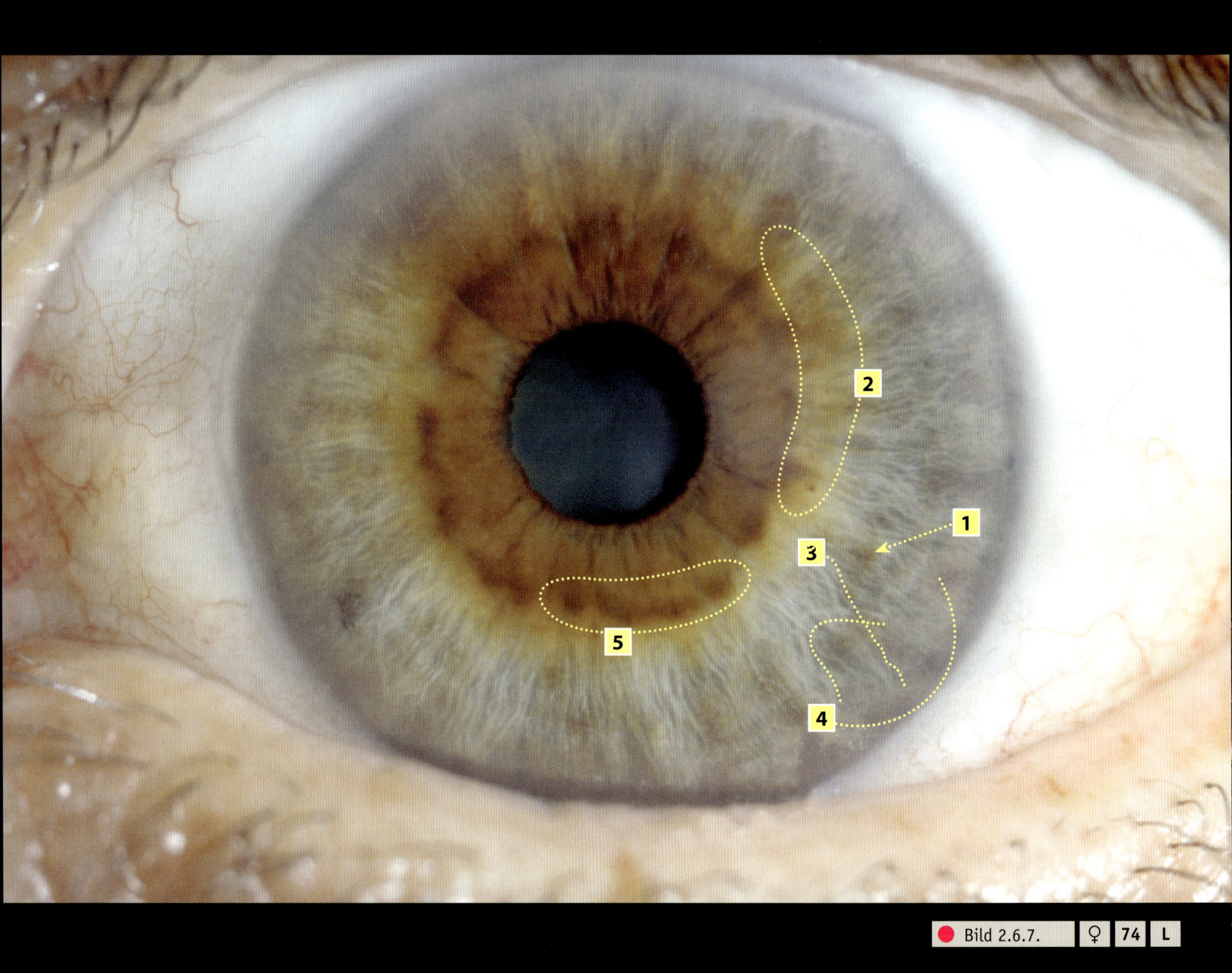

Bild 2.6.7. ♀ 74 L

70

Bild 2.6.7.

Grundkonstitution:	Mischkonstitution

Disposition:	neurogen

Diathese:	dyskratisch

Zeichensetzung der Milz:

1. Milzpigmentation / zentrale Heterochromie

2. Belastung der 3. kleinen Zone (Milzpigmentfarbe)

3. Zwei Milz-Transversalen (langgestreckt und in Form einer Büroklammer)

4. Aufhellung des gesamten Milzsektors

5. Pfefferkornstraßen – in diesem Fall: Pigmentation entlang der Iriskrause mit dem Hinweis auf eine entsprechende Schwäche der Entgiftungsleistung der Milz

DIE MILZ IN DER IRIDOLOGIE

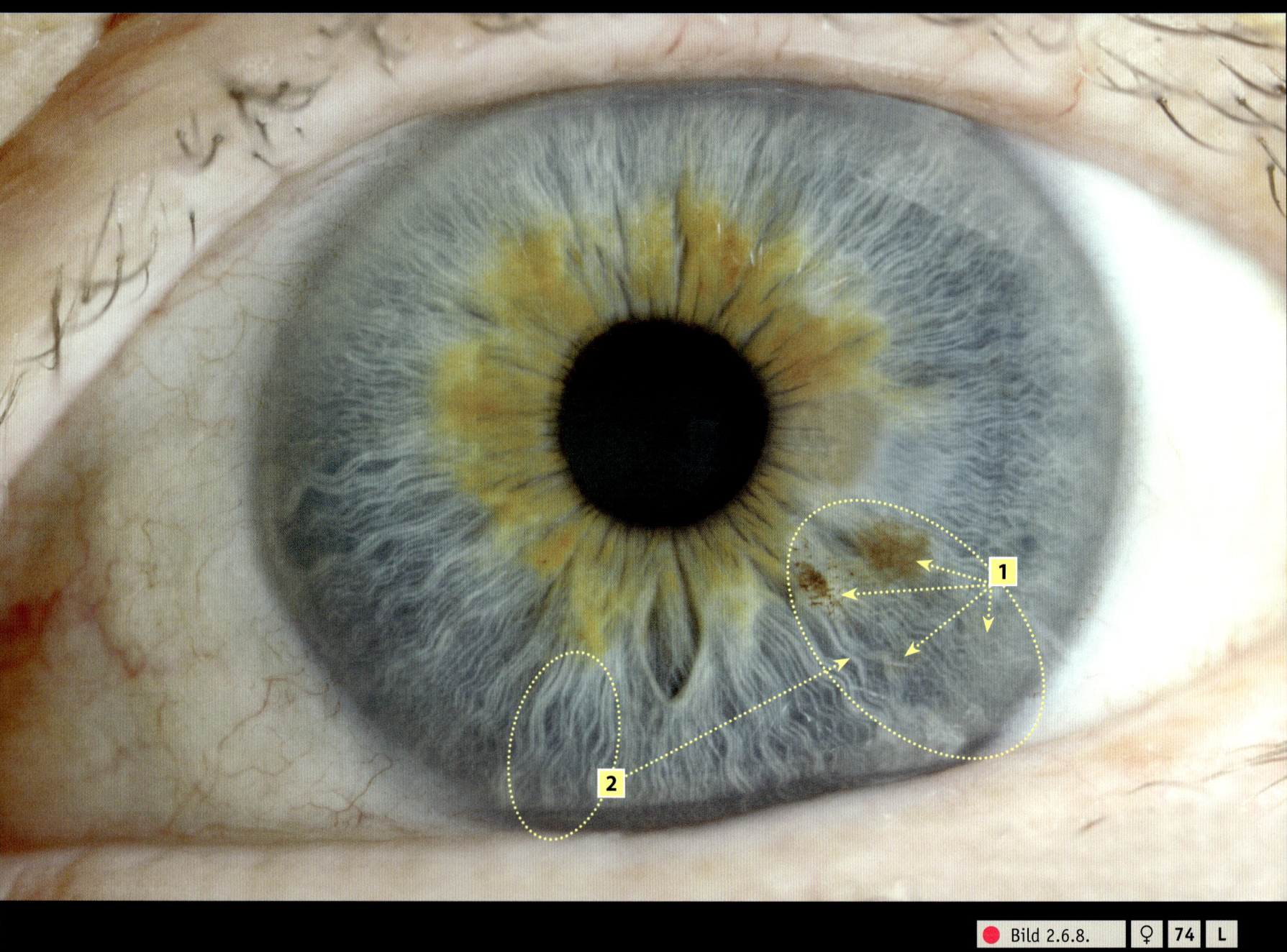

Bild 2.6.8. ♀ 74 L

72

Bild 2.6.8.

Grundkonstitution: lymphatisch

Disposition: neurogen / tuberkulin

Diathese: lipämisch

Zeichensetzung der Milz:

1. Milzpigmentation: Milzpigment auf Sektor und entsprechende Pigmentation der 1. bis 3. kleinen zirkulären Zonen plus zentrale Heterochromie

2. Gekämmtes Haar (nach Maubach)

DIE MILZ IN DER IRIDOLOGIE

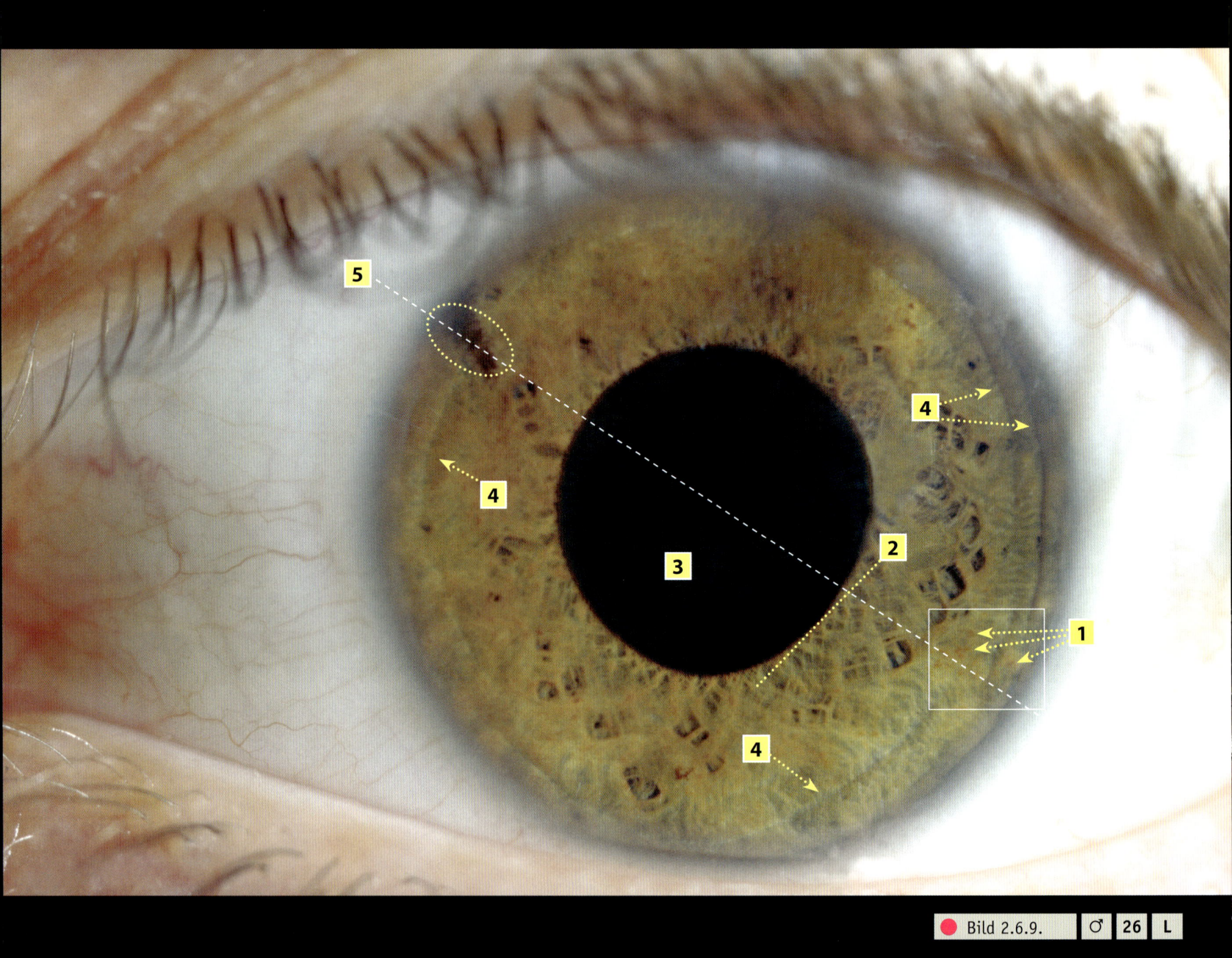

Bild 2.6.9. ♂ 26 L

74

Bild 2.6.9.

Grundkonstitution: Mischkonstitution

Disposition: vegetativ-spastisch / glandulär-schwach

Diathese: dyskratisch / Übersäuerung

Zeichensetzung der Milz:

1. Generalisierte Milzpigmentation

2. Abflachung des Pupillenrandes als Hinweis auf die Segmentbelastung

3. Mydriasis als Hinweis auf die übersteigerte Sympathikotonie mit der Folge der andauernden Milzüberlastung

4. Vermehrt zirkuläre Kontraktionsfurchen als Zeichen erhöhter Spastik

5. Nasennebenhöhlen-Milz-Achse

DIE MILZ IN DER IRIDOLOGIE

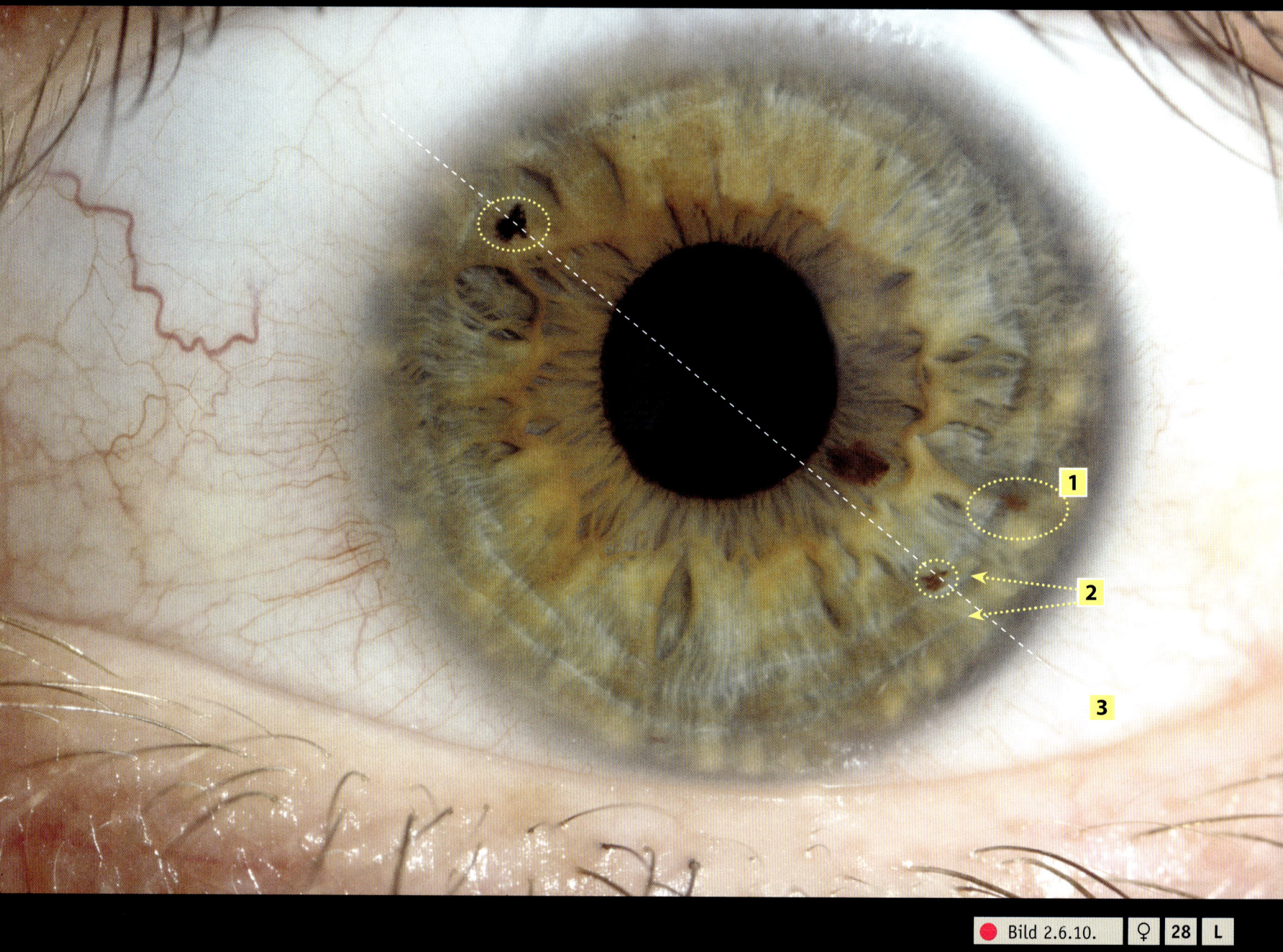

Bild 2.6.10. ♀ 28 L

Bild 2.6.10.

Grundkonstitution: lymphatisch

Disposition: vegetativ-spastisch / neurogen

Diathese: Übersäuerung / dyskratisch

Zeichensetzung der Milz:

1. Milzpigment im Sektor

2. Abriss zweier zirkulär verlaufender Furchen als Hinweis auf eine Belastung im Sektor

3. Die Nasennebenhöhlen-Milz-Achse wird in diesem Fall deutlich durch zwei, einander gegenüberliegenden Pigmente gekennzeichnet. Dieser seltenere Fall deutet auf eine ständige Belastung der Milz, durch ein Herdgeschehen im Bereich der Nebenhöhlen, hin.

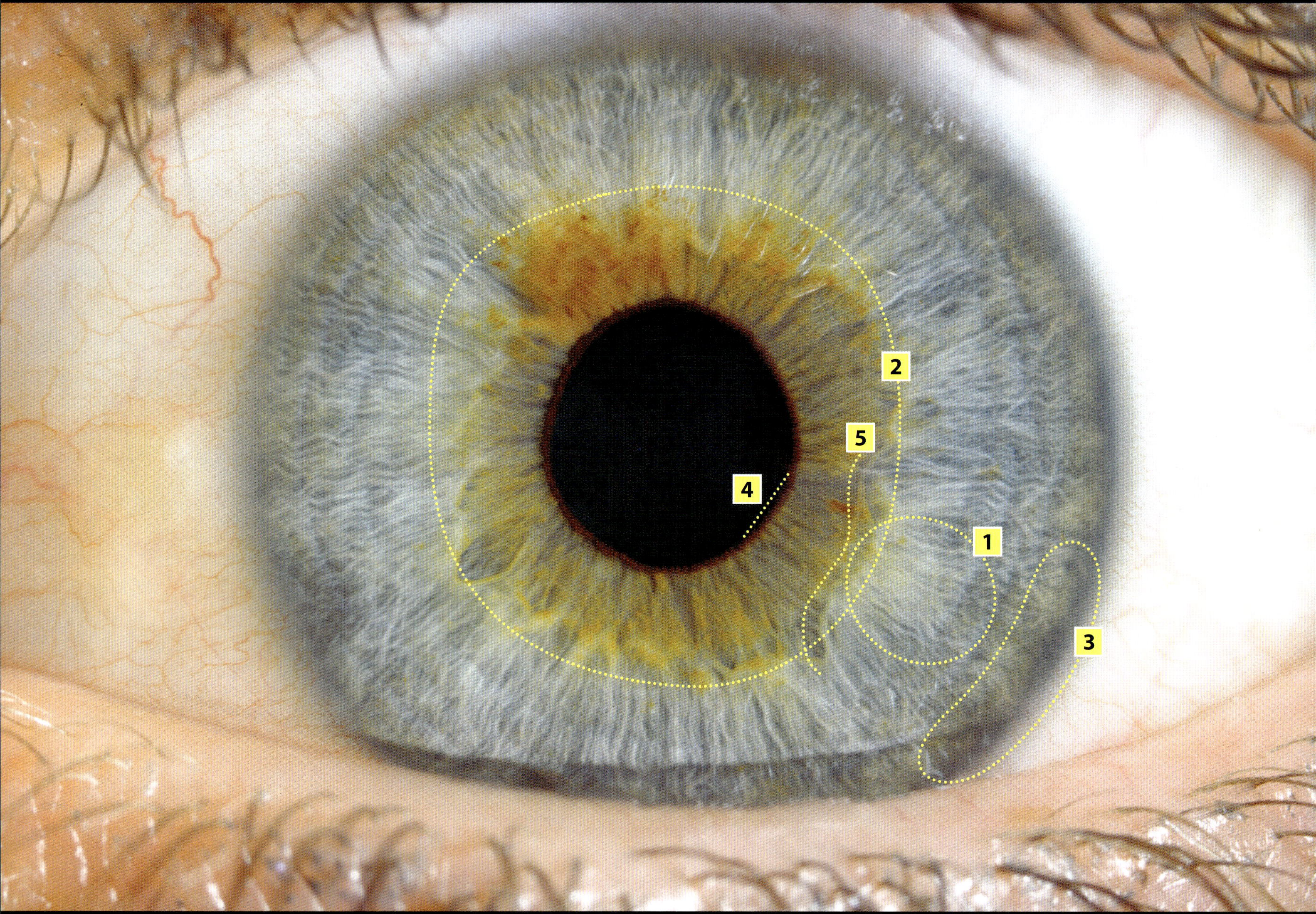

DIE MILZ IN DER IRIDOLOGIE

Bild 2.6.11. ♀ 30 L

Bild 2.6.11.

Grundkonstitution: lymphatisch

Disposition: neurogen / vegetativ-spastisch

Diathese: Übersäuerung

Zeichensetzung der Milz:

1. Aufhellung des Milzsektors

2. Zentrale Milzpigmentation

3. Allgemeine toxische Imprägnation

4. Leichte Abflachung des Pupillenrandes als Hinweis auf den Sektor

5. Milztransversale (untypischer Verlauf, deutet jedoch in diesem Fall auf den Sektor hin)

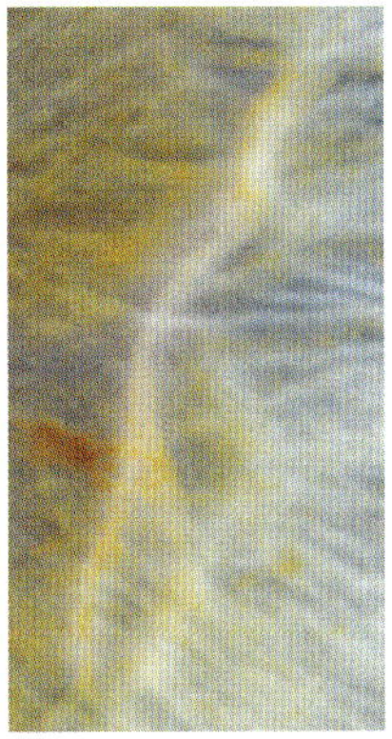

DIE MILZ IN DER IRIDOLOGIE

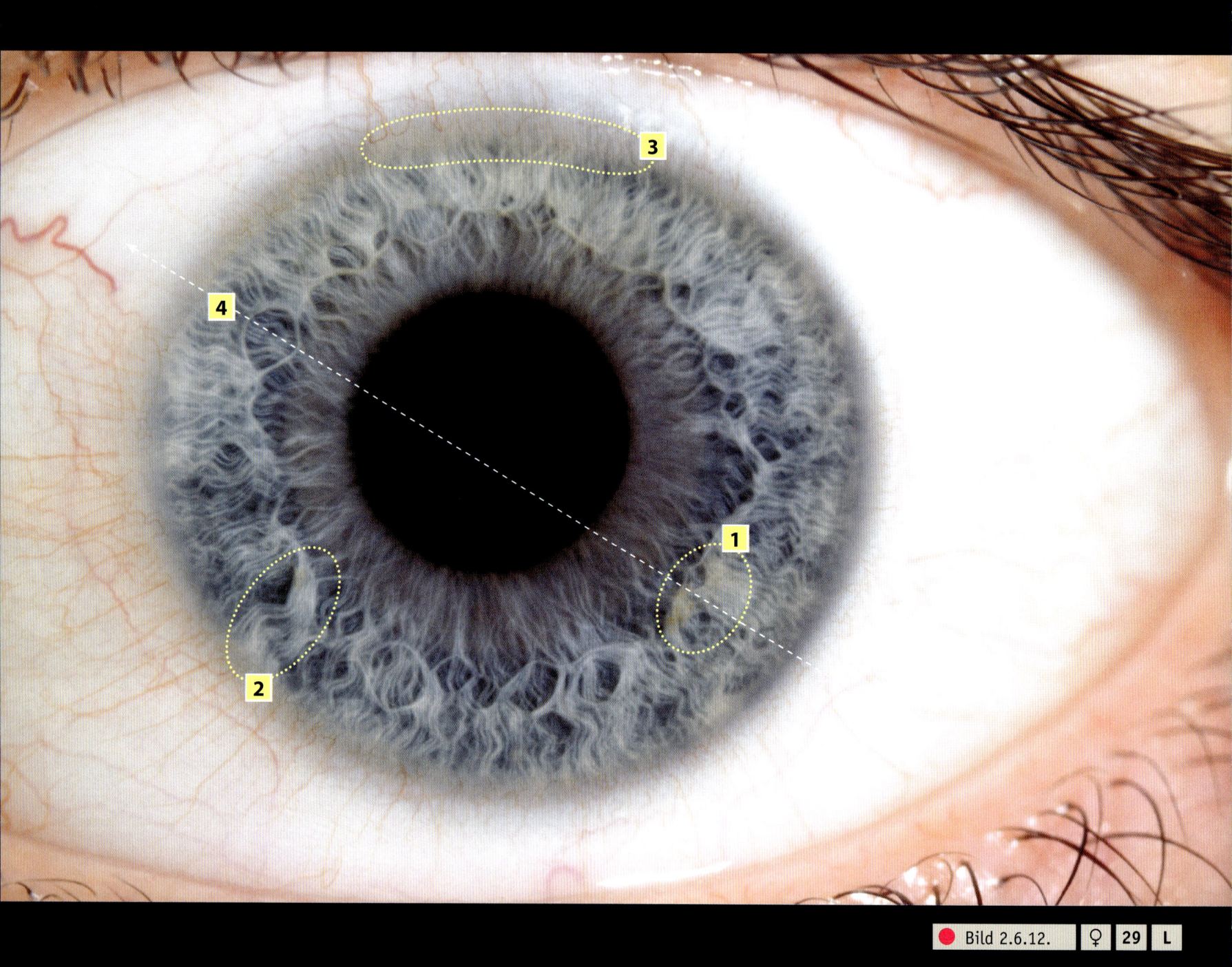

Bild 2.6.12. ♀ 29 L

80

Bild 2.6.12.

Grundkonstitution: lymphatisch

Disposition: glandulär-schwach / tuberkulin

Diathese: allergisch

Zeichensetzung der Milz:

1. Solitäres Milzpigment

2. Gekämmtes Haar nach Maubach als ererbte, genetische Tb-Belastung

3. Corticale Asthenie mit der farblich gleichen Impregnation, wie das im Milzsektor aufzufindende Solitärpigment, legt eine Assoziation beider Zeichen nahe.

4. Leitgefäß auf die Nasennebenhöhlen-Milz-Achse

DIE MILZ IN DER IRIDOLOGIE

Bild 2.6.13.

Bild 2.6.13.

Grundkonstitution: lymphatisch

Disposition: neurogen

Diathese: allergisch

Zeichensetzung der Milz:

1. Milzpigmente

2. Aufsteigende Milztransversale

3. Abdunklung des Milzsektors („Milzdreieck")

4. Aufhellung der 3. kleinen zirkulären Zone (Blut-Lymph-Zone)

5. Leitgefäß auf die Nasennebenhöhlen-Milz-Achse

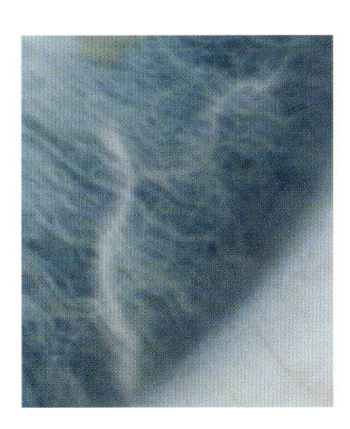

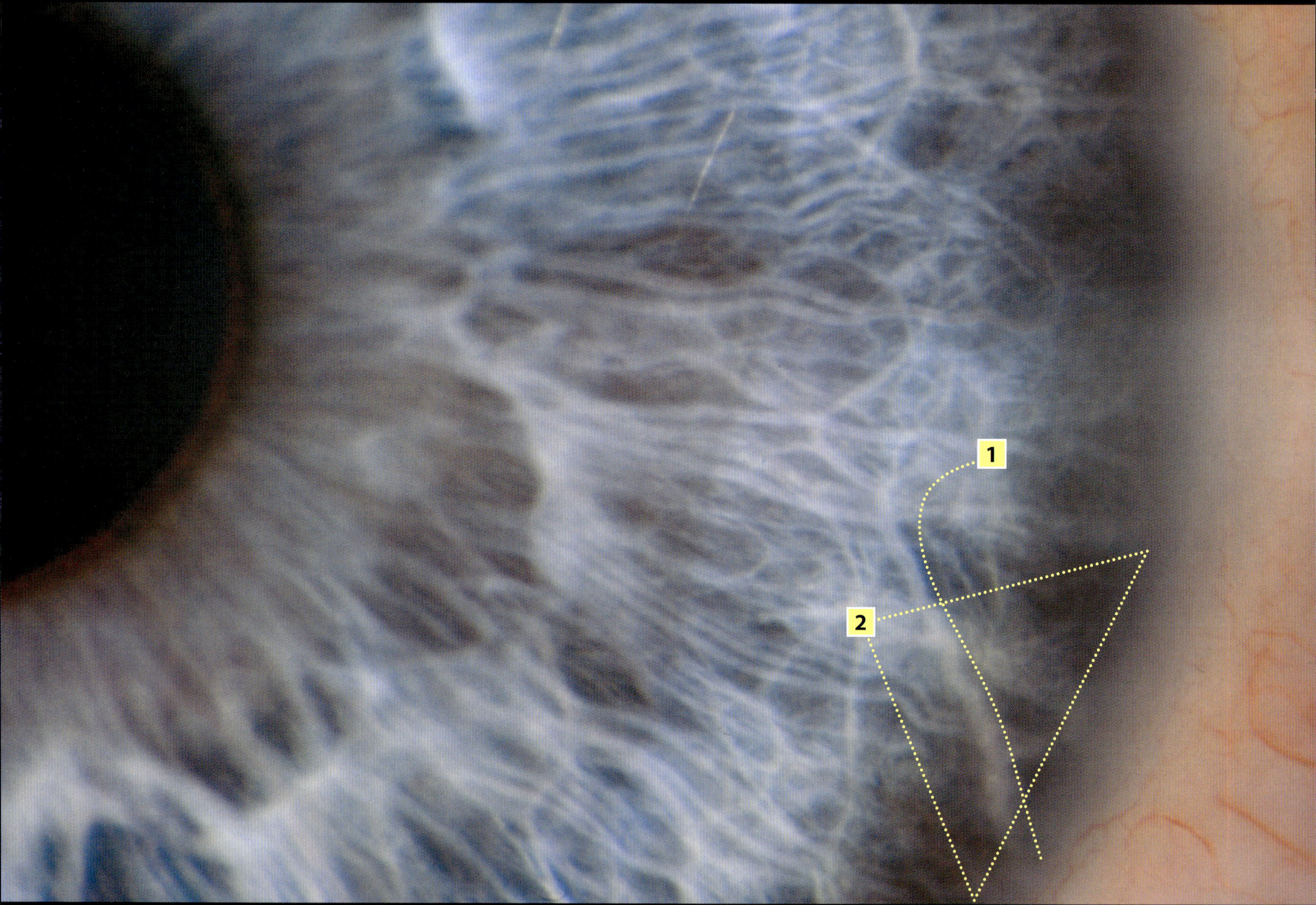

DIE MILZ IN DER IRIDOLOGIE

Bild 2.6.14.

Bild 2.6.14.

Grundkonstitution: lymphatisch

Disposition: neurogen

Diathese: -

Zeichensetzung der Milz:

1. Aufsteigende Milztransversale

2. Abdunklung des Milzdreiecks

DIE MILZ IN DER IRIDOLOGIE

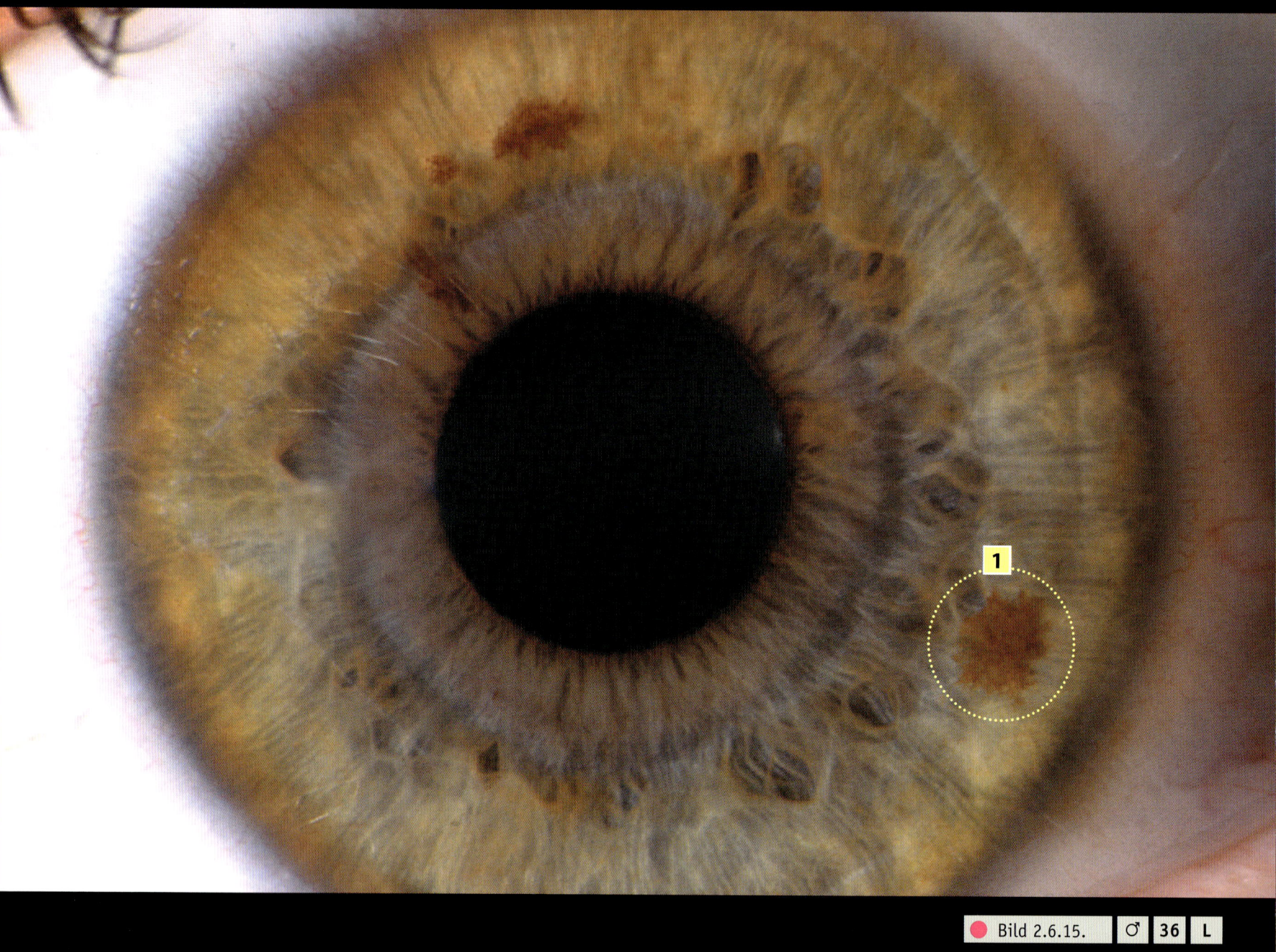

Bild 2.6.15. ♂ 36 L

86

Bild 2.6.15.

Grundkonstitution: lymphatisch

Disposition: vegetativ-spastisch

Diathese: dyskratisch, mit Tendenz zur Übersäuerungsdiathese

Zeichensetzung der Milz:

1. Milzpigment im Sektor

DIE MILZ IN DER IRIDOLOGIE

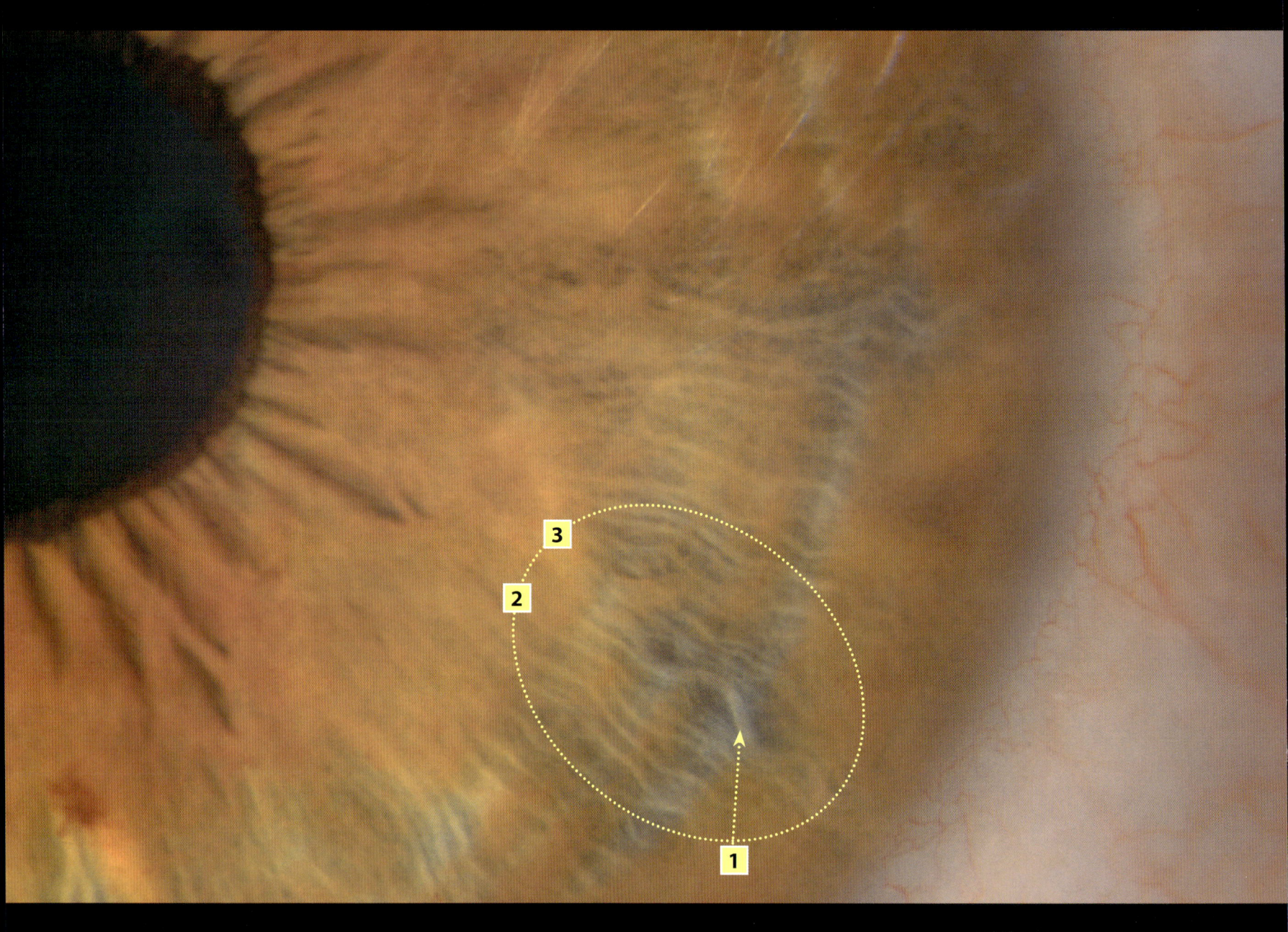

Bild 2.6.16. ♀ 42 L

Bild 2.6.16.

Grundkonstitution: Mischkonstitution

Disposition: vegetativ-spastisch

Diathese: allergisch

Zeichensetzung der Milz:

1. Vaskularisierte Reizradiäre

2. Pigmentationsverlust im Sektor

3. Gekämmtes Haar nach Maubach (schwach ausgeprägt)

4. Achtung: im Sektor findet sich nur eine Verdrängung der Radiären, keine Lakunen oder Kryptenbildung!

DIE MILZ IN DER IRIDOLOGIE

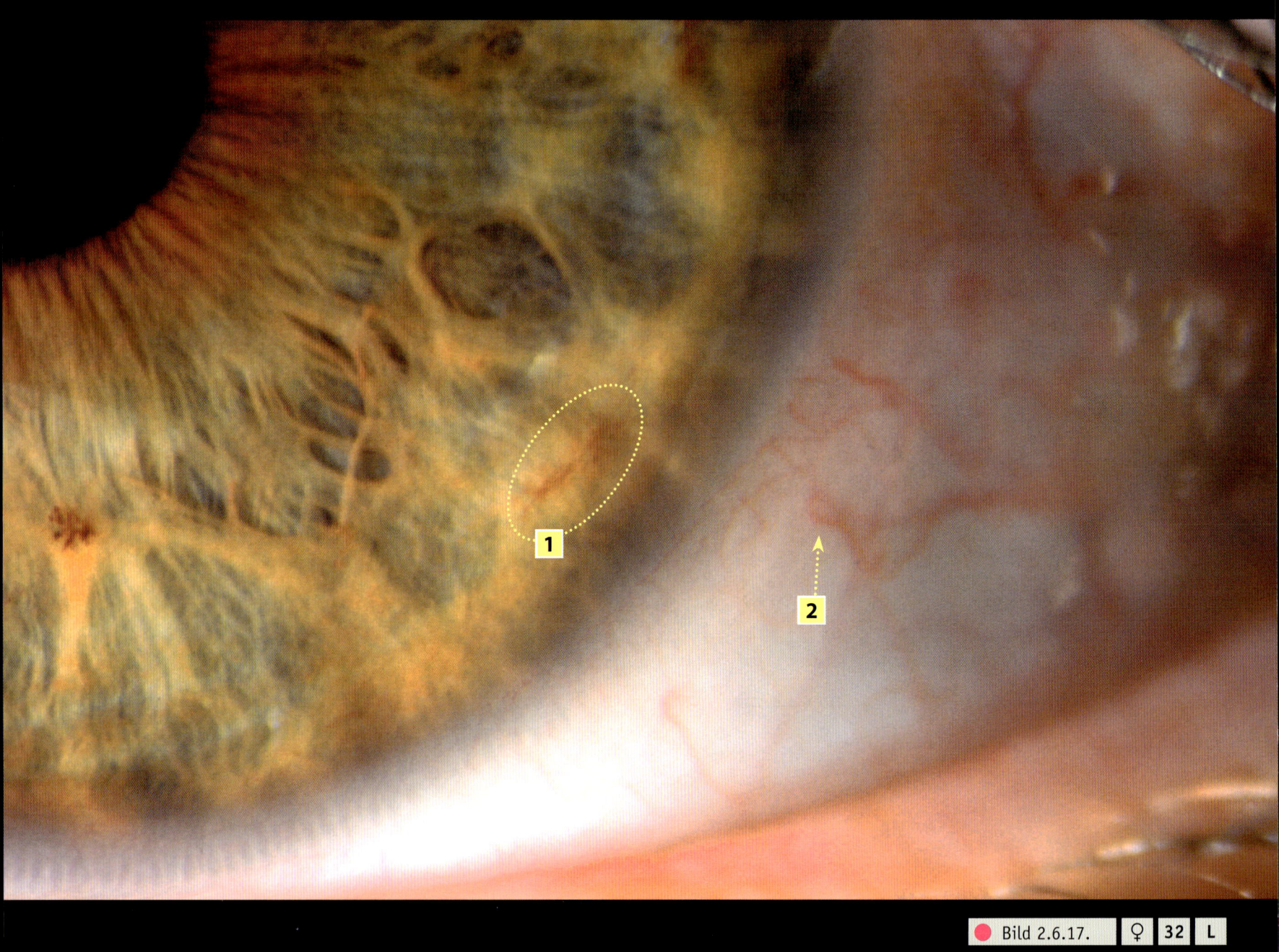

Bild 2.6.17. ♀ 32 L

90

Bild 2.6.17.

Grundkonstitution: Mischkonstitution

Disposition: glandulär-schwach mit vegetativ-spastischen Anlagen

Diathese: Übersäuerung

Zeichensetzung der Milz:

1. Milzpigment

2. Leitgefäße mit Schlingen führen auf den Sektor zu

DIE MILZ IN DER IRIDOLOGIE

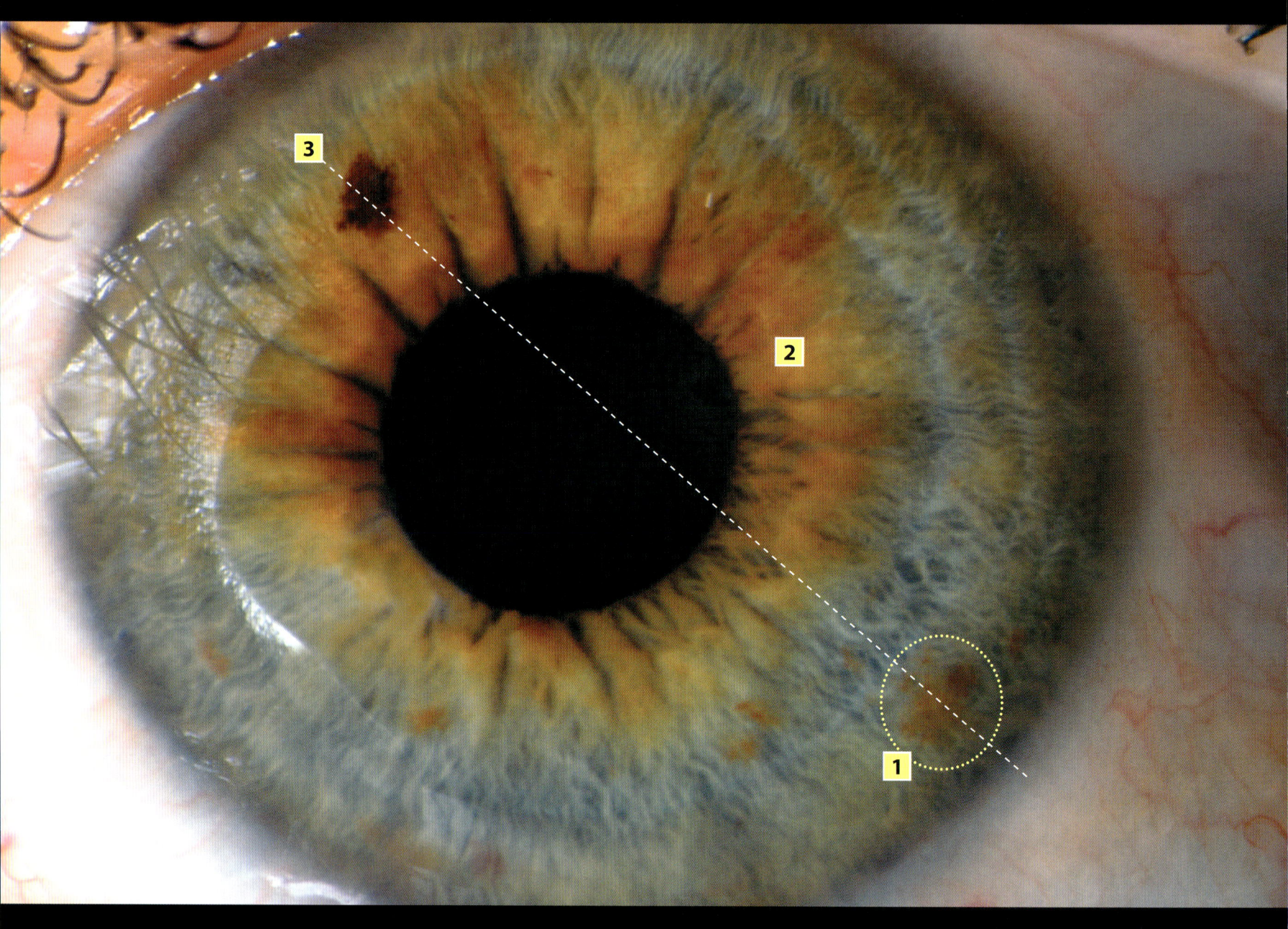

Bild 2.6.18. ♀ 68 L

Bild 2.6.18.

Grundkonstitution: Mischkonstitution

Disposition: vegetativ-spastisch, neurogen

Diathese: dyskratisch

Zeichensetzung der Milz:

1. Milzpigment

2. Zentrale Heterochromie

3. Pigment auf der Nasennebenhöhlen-Milz-Achse

DIE MILZ IN DER IRIDOLOGIE

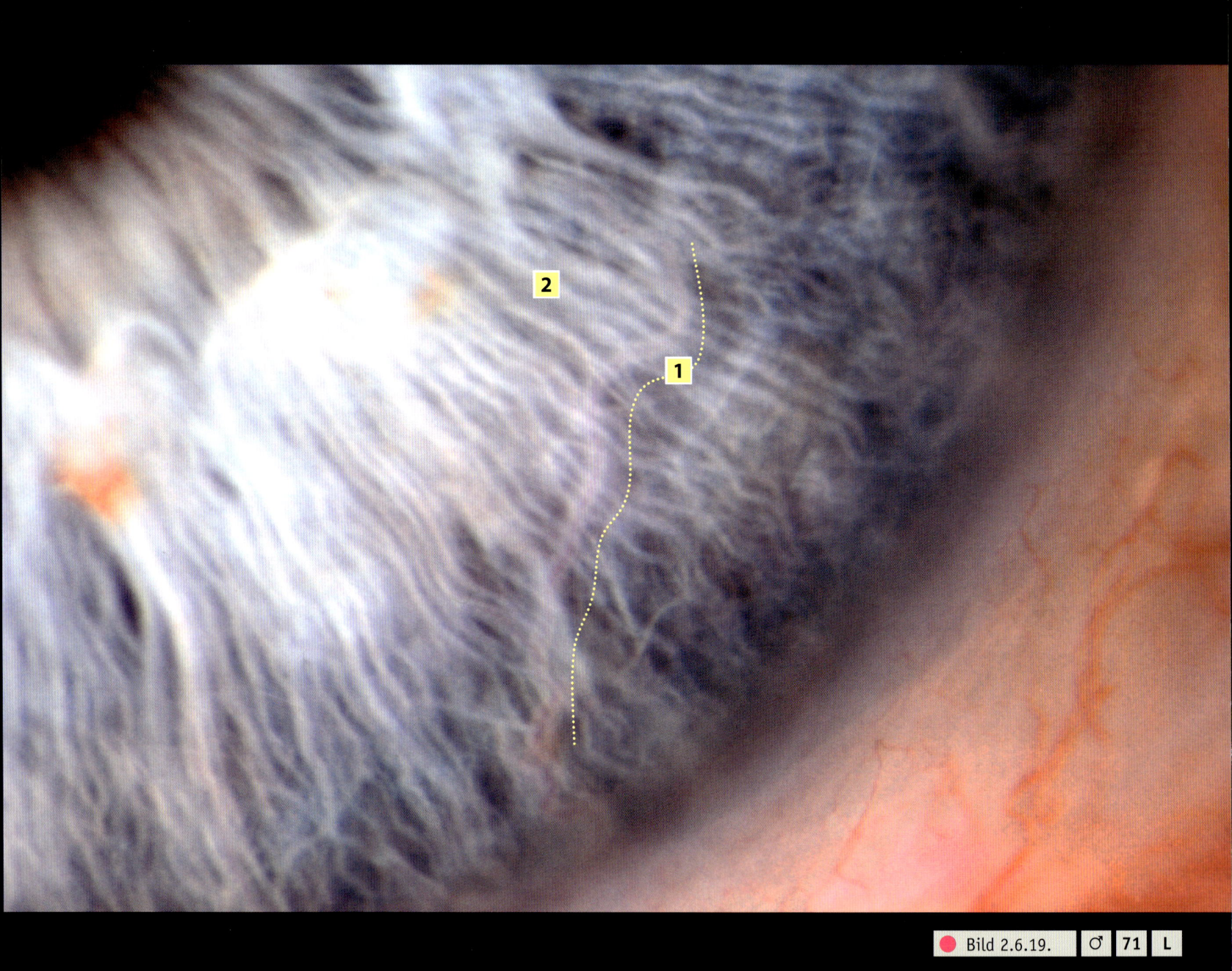

Bild 2.6.19.

Grundkonstitution: lymphatisch

Disposition: neurogen

Diathese: -

Zeichensetzung der Milz:

1. Vaskularisierte Transversale

2. Gekämmtes Haar nach MAUBACH

DIE MILZ IN DER IRIDOLOGIE

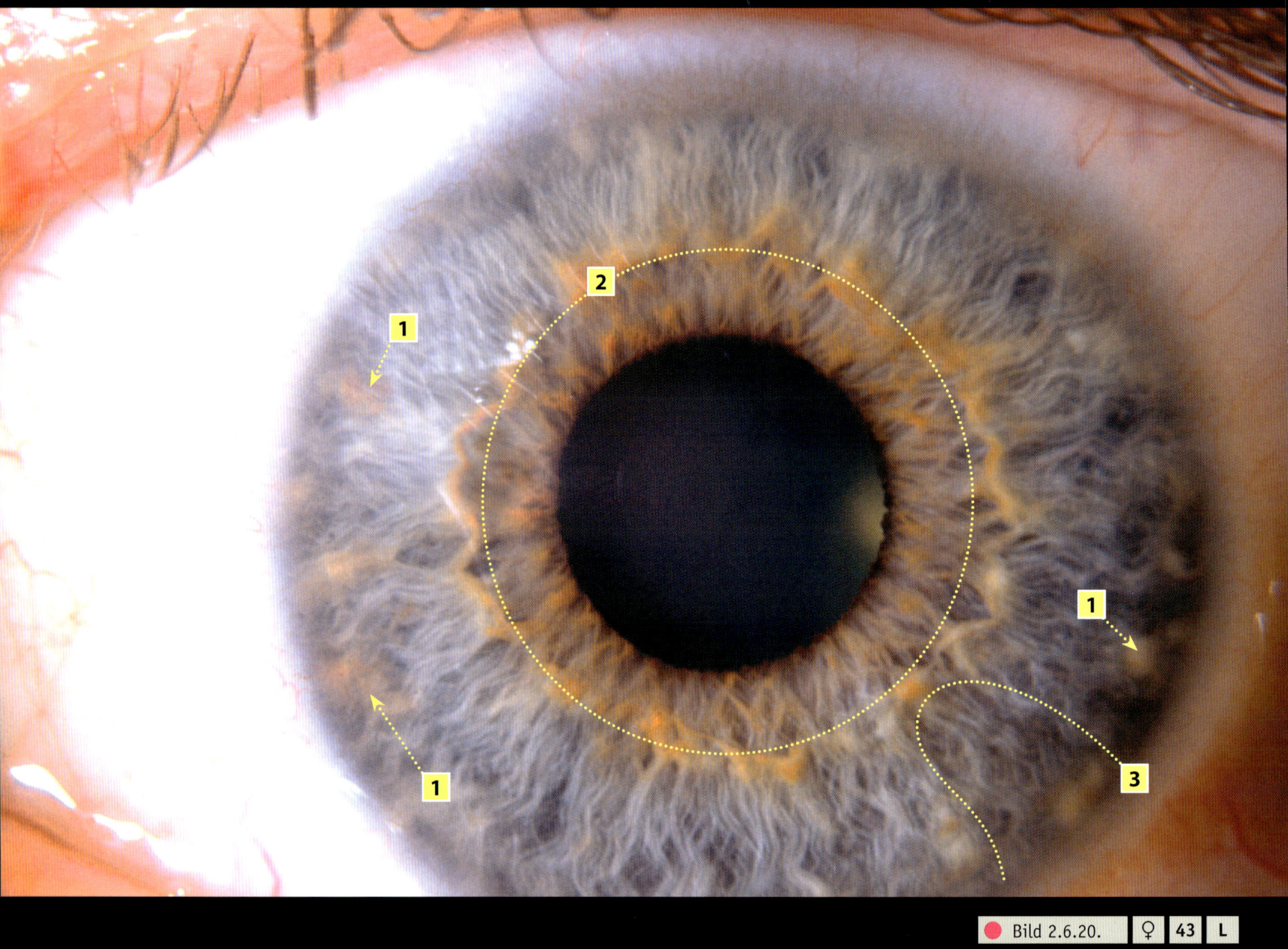

Bild 2.6.20. ♀ 43 L

Bild 2.6.20.

Grundkonstitution: lymphatisch

Disposition: glandulär-schwach

Diathese: hydrogenoid

Zeichensetzung der Milz:

1. Ubiquitär verteiltes Milzpigment (nach DECK)

2. Zentrale, sandfarbene Heterochromie

3. Abdunklung im Milzsektor

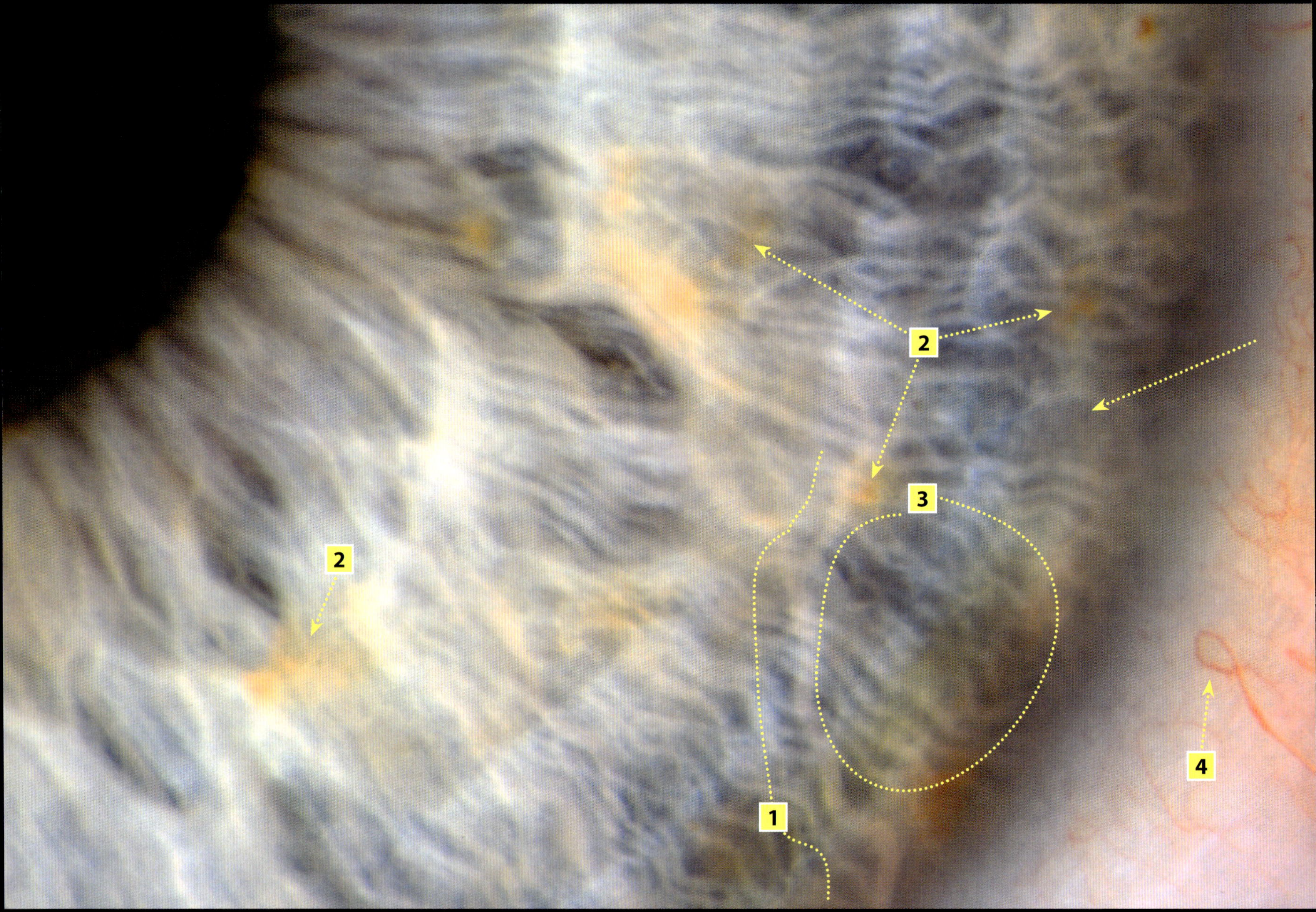

DIE MILZ IN DER IRIDOLOGIE

Bild 2.6.21. ♀ 28 L

Bild 2.6.21.

Grundkonstitution: lymphatisch

Disposition: vegetativ-spastisch / neurogen

Diathese: allergisch

Zeichensetzung der Milz:

1. Vaskularisierte, aufsteigende Transversale

2. Milzpigmentation

3. Abdunklung des Sektors

4. Leitgefäße (Schlingengefäß) führen zum Sektor

DIE MILZ IN DER IRIDOLOGIE

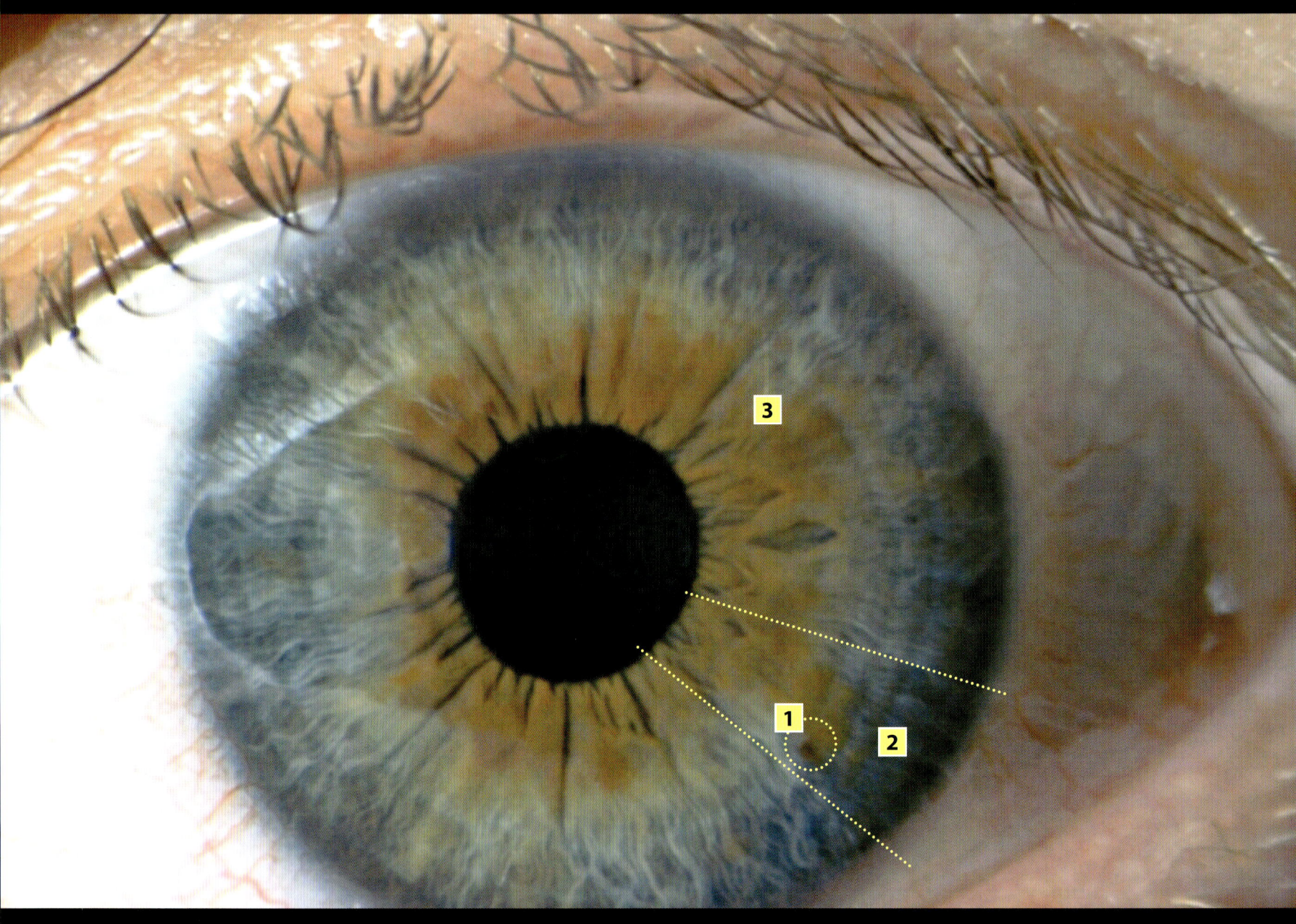

Bild 2.6.22. ♀ 24 L

Bild 2.6.22.

Grundkonstitution: Mischkonstitution

Disposition: vegetativ-spastisch / neurogen

Diathese: allergisch

Zeichensetzung der Milz:

1. Milzpigment

2. Abdunklung

3. Zentrale Heterochromie

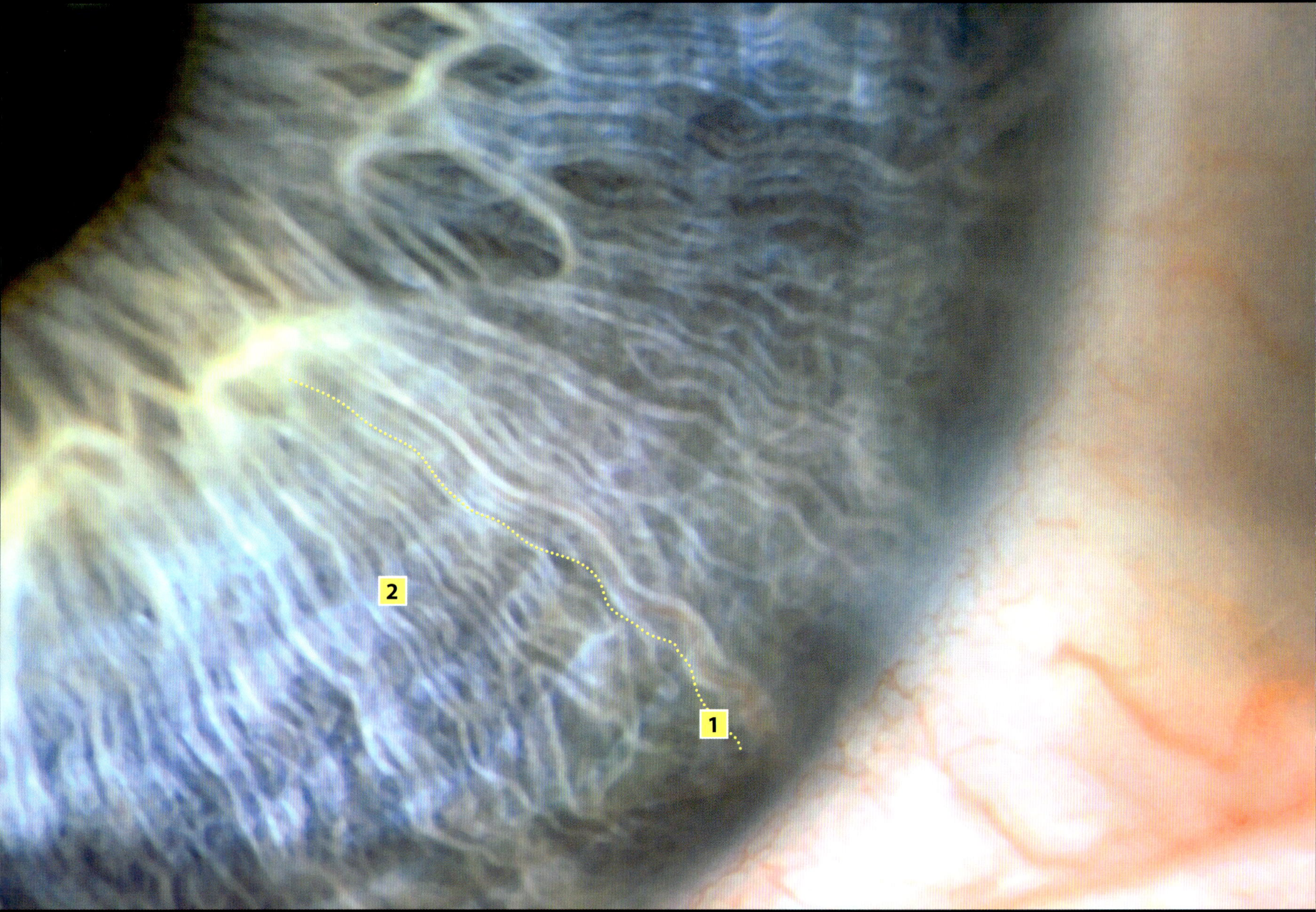

DIE MILZ IN DER IRIDOLOGIE

Bild 2.6.23.

Bild 2.6.23.

Grundkonstitution: lymphatisch

Disposition: tuberkulin

Diathese: allergische

Zeichensetzung der Milz:

1. Reizradiäre plus parallel verlaufende vaskularisierte Radiäre (rotes Blutgefäß) als Erschwerniszeichen

2. Gekämmtes Haar nach Maubach

DIE MILZ IN DER IRIDOLOGIE

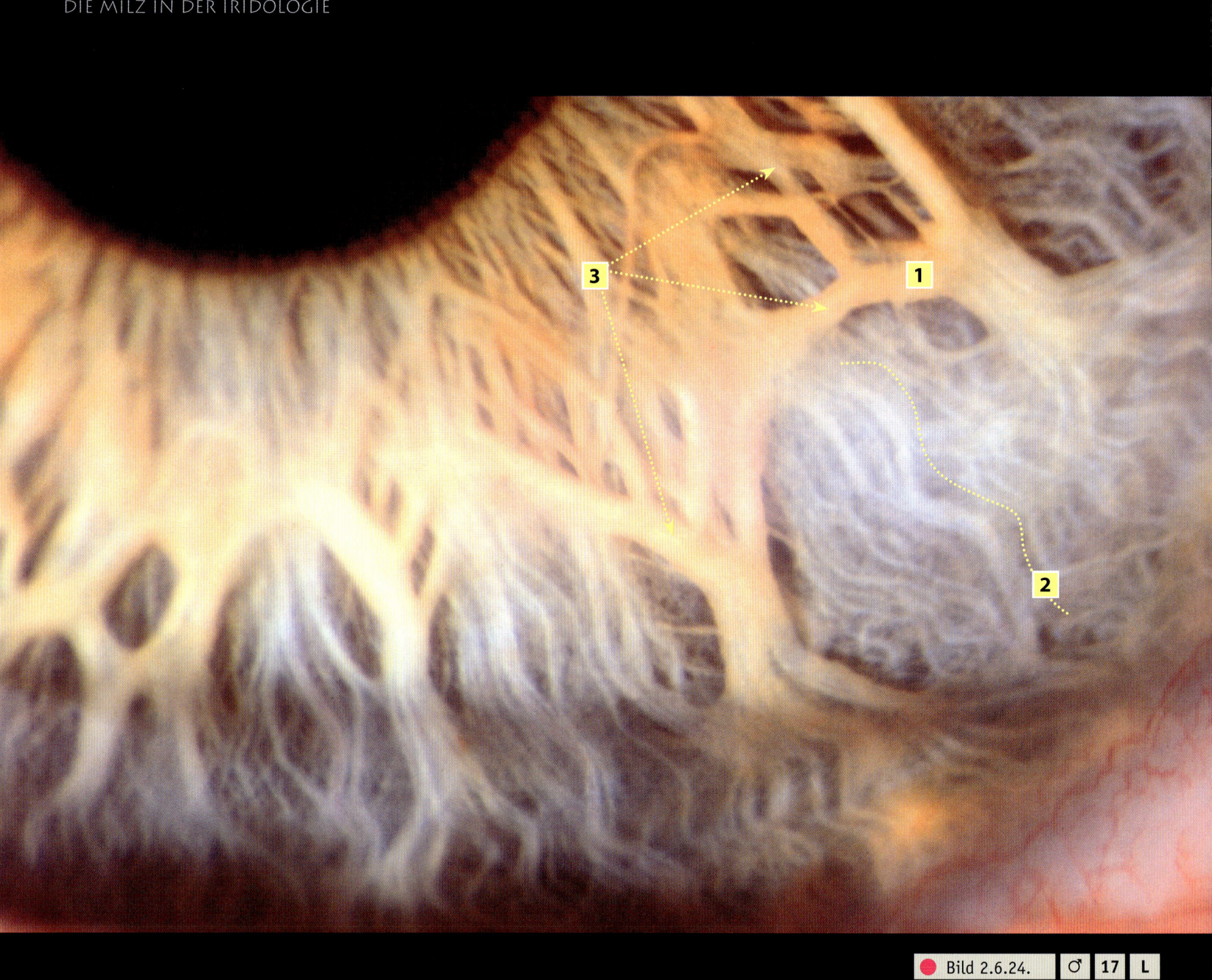

Bild 2.6.24. ♂ 17 L

Bild 2.6.24.

Grundkonstitution: Mischkonstitution

Disposition: mesenchymal schwach

Diathese: Übersäuerungstendenzen

Zeichensetzung der Milz:

1. Milzpigmentation (sandfarben gefärbte Trabekel und ensprechende Färbung der Iriskrause)

2. Reizradiäre innerhalb des Milzsektors

3. Trabekelbildung (dicke wurzelförmige Gebilde) vom Milzsektor zur Iriskrause

DIE MILZ IN DER IRIDOLOGIE

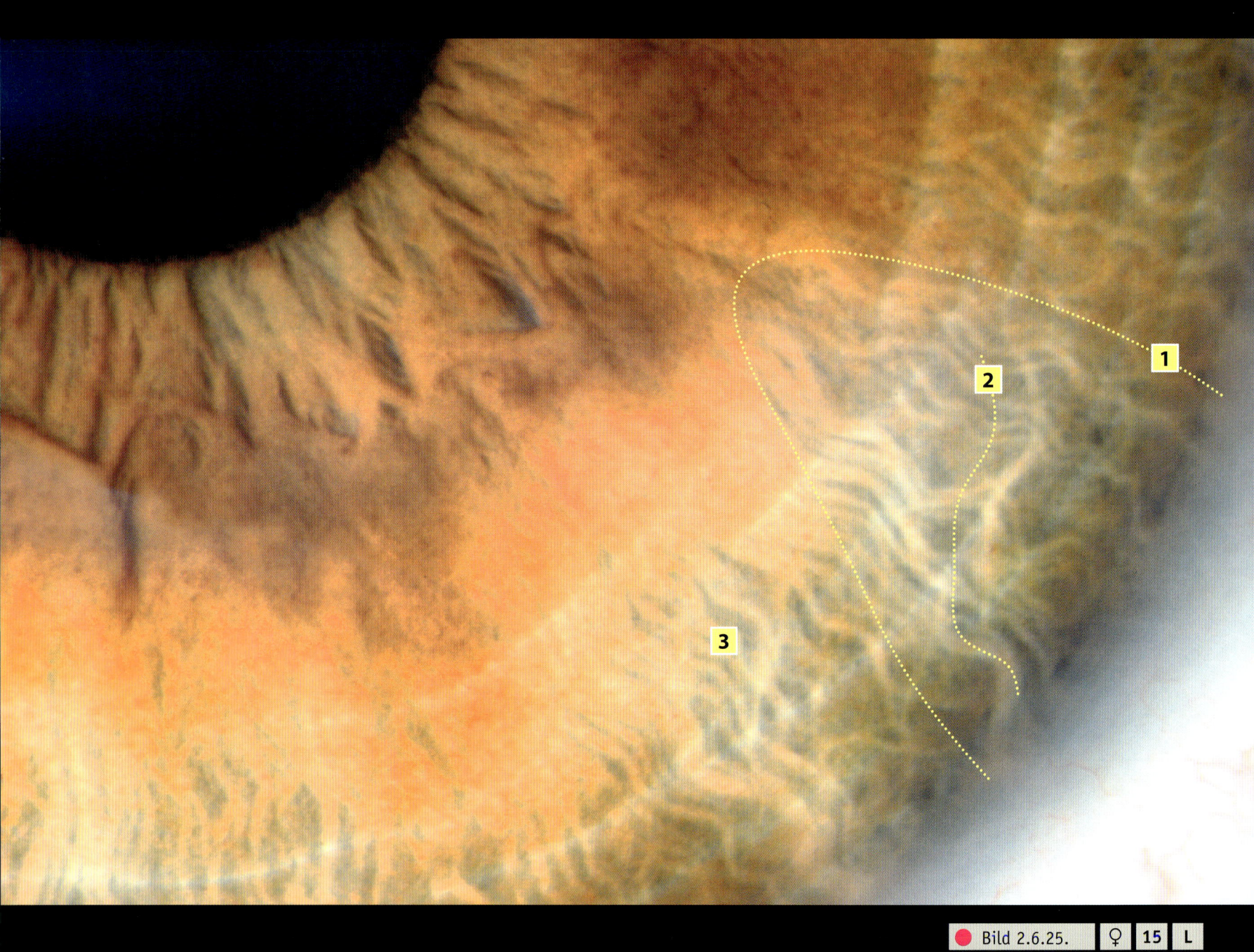

Bild 2.6.25. ♀ 15 L

Bild 2.6.25.

Grundkonstitution: Mischkonstitution

Disposition: vegetativ-spastisch / leicht tuberkulin

Diathese: -

Zeichensetzung der Milz:

1. Pigmentverlust im Sektor, Auflockerung des Irisstromas im Sektor

2. Vaskularisierte Transversale

3. Gekämmtes Haar nach MAUBACH

DIE MILZ IN DER IRIDOLOGIE

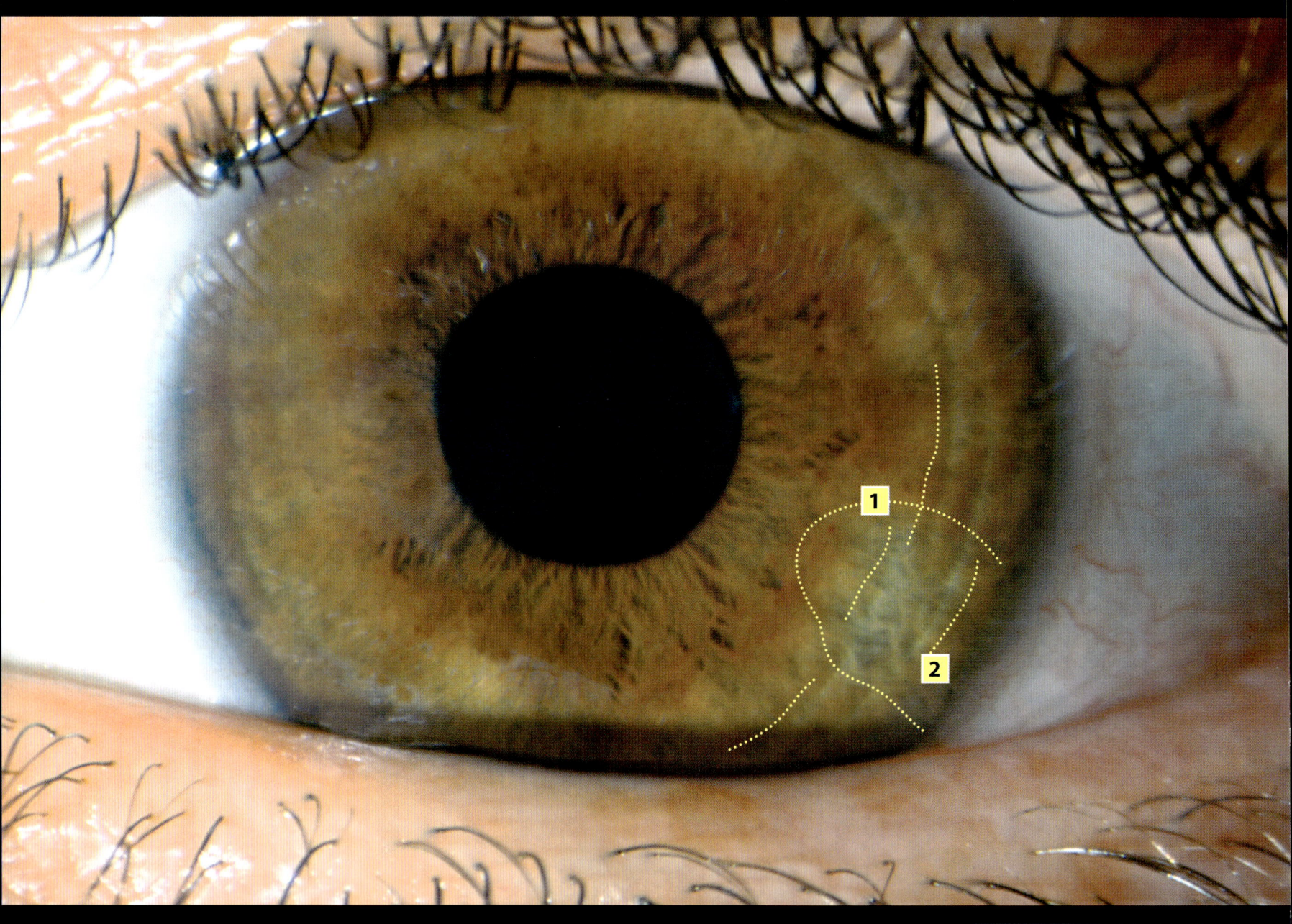

Bild 2.6.26. ♀ 44 L

Bild 2.6.26.

Grundkonstitution: Mischkonstituion

Disposition: vegetativ-spastisch

Diathese: allergisch

Zeichensetzung der Milz:

1. Aufhellung des Milzsektors

2. Abriss von Zirkulärfurchen

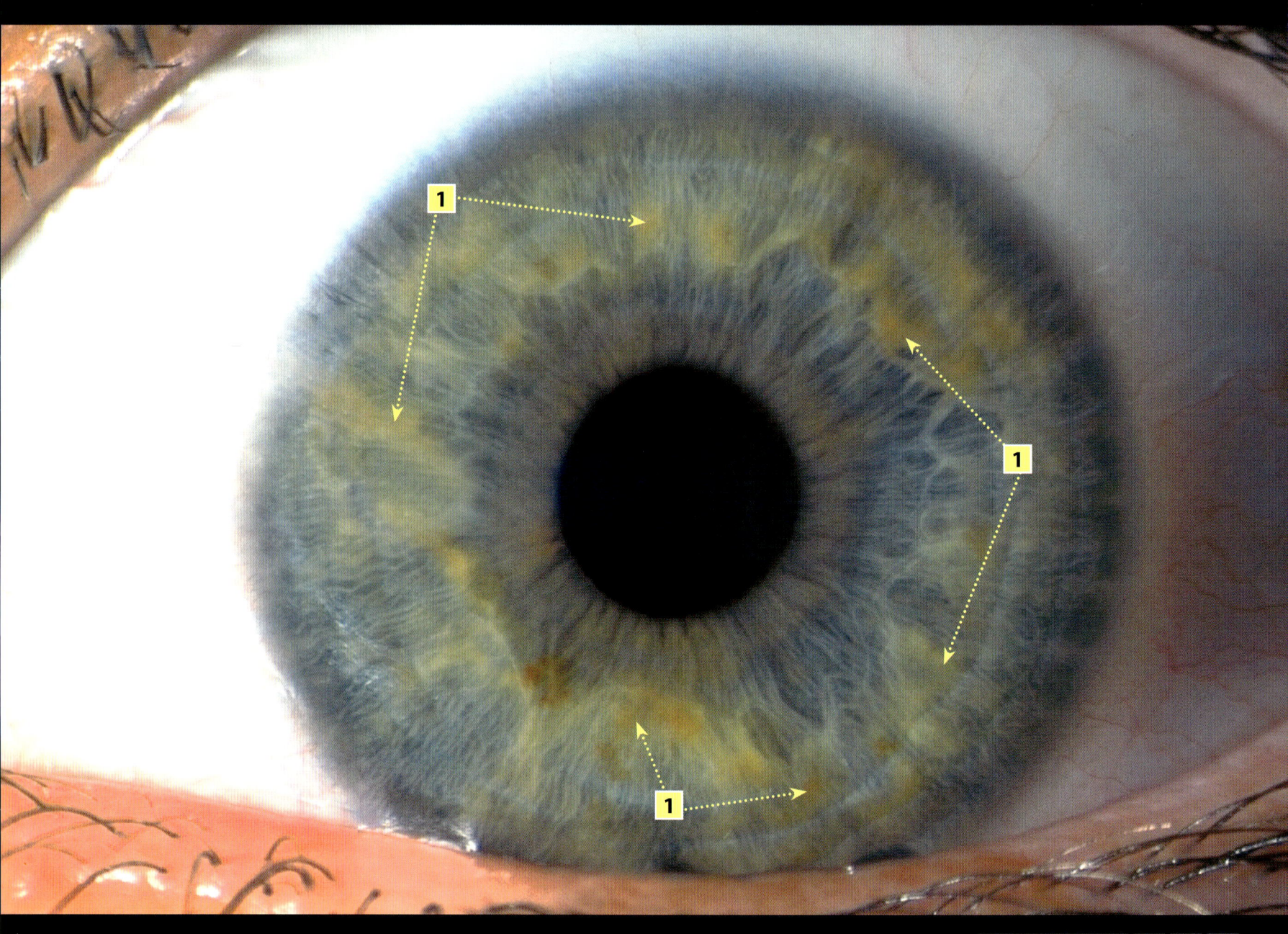

DIE MILZ IN DER IRIDOLOGIE

Bild 2.6.27. ♀ 37 L

Bild 2.6.27.

Grundkonstitution: lymphatisch

Disposition: neurogen / vegetativ-spastisch

Diathese: dyskratisch

Zeichensetzung der Milz:

1. Sandfarbene Milzpigmentierung (nach Lindemann) ubiquitär verteilt

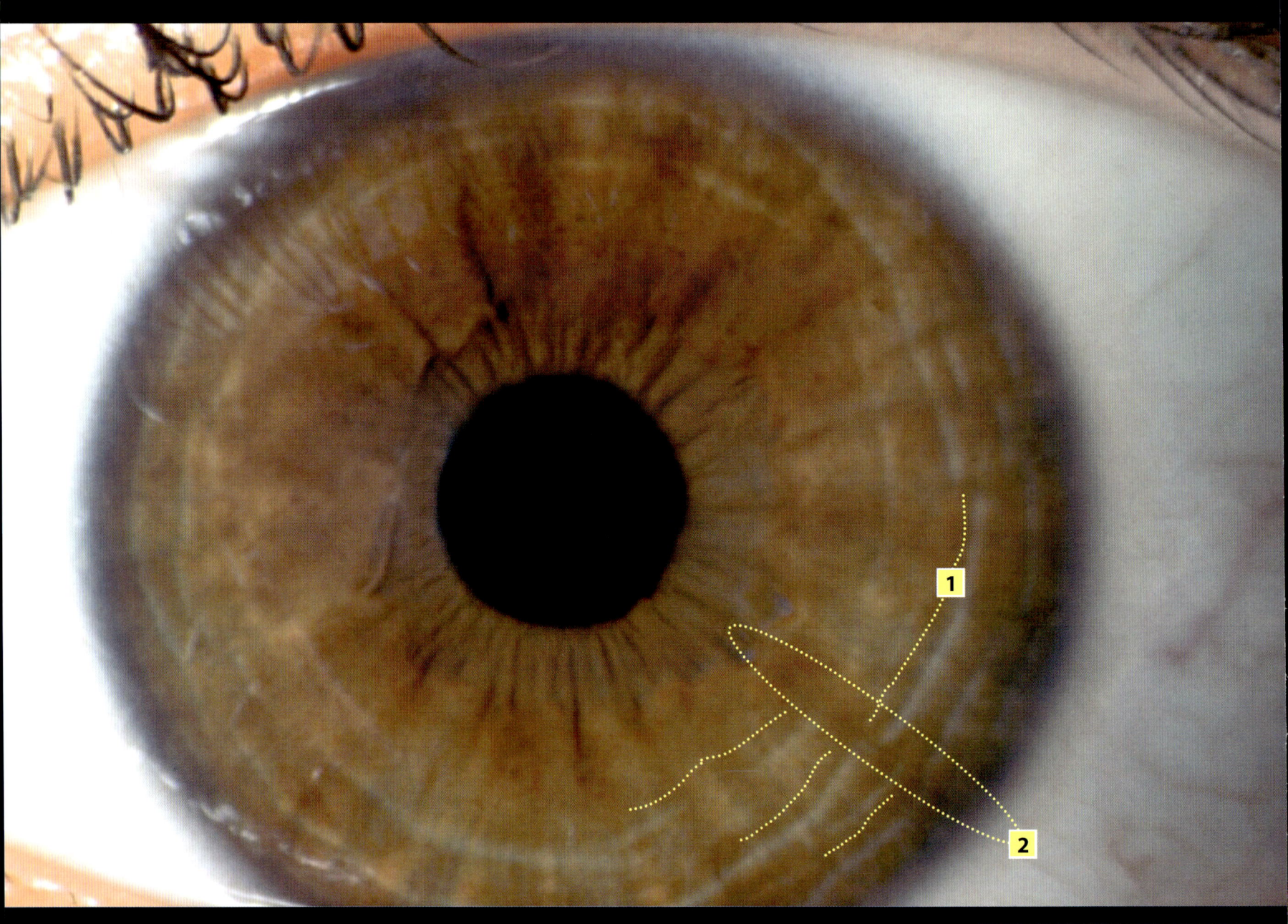

DIE MILZ IN DER IRIDOLOGIE

Bild 2.6.28. ♀ 20 L

Bild 2.6.28.

Grundkonstitution: Mischkonstitution mit überwiegend hämatogenem Anteil

Disposition: vegetativ-spastisch

Diathese: -

Zeichensetzung der Milz:

1. Abriss von Zirkulärfurchen im Sektor

2. Radiär verlaufende Pigmentation (Milzsektor und Farbe)

3.

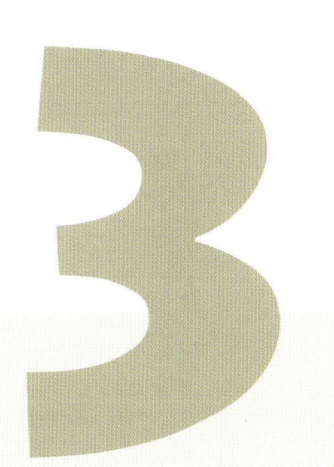

DIE MILZ IN DER THERAPIE

3. Die Milz in der Therapie

Wird die Milz als therapiebedürftig oder zumindest als wichtiger Baustein innerhalb eines Therapiekonzeptes erkannt, ist es wichtig das für den Patienten individuell richtige Verfahren zu ermitteln. Die Naturheilkunde bietet zahlreiche Möglichkeiten die Milz in ihrer Funktion und Leistung zu unterstützen und zu behandeln.

Nachfolgend sollen einige Ideen und Möglichkeiten der Behandlung der Milz kurz dargestellt werden.

Die Milz spielt bei zahlreichen Prozessen im Organismus eine nicht zu unterschätzende Rolle. Vor allem bei folgenden Krankheiten, Beschwerden und Befunden sollte eine primäre oder begleitende Milztherapie erfolgen.

Immun- und Abwehrschwäche

Als wichtigstes übergeordnetes Immunorgan ist die Milz natürlich bei allen Erkrankungen, bei denen eine adäquate Reaktion des Abwehrsystems notwendig ist, mit zu therapieren. Hierzu zählen:

- alle Infektionskrankheiten
- alle allergische Erkrankungen
- alle malignen Erkrankungen wie z.B. Carzinome und Sarkome
- alle Autoimmunerkrankungen

Bindegewebsschwäche

Die mesenchymale Schwäche bedeutet im Falle der Milz, dass die Anlage der Pulpen und der Marginalzone ebenfalls sehr schwach ist. Dies kann dazu führen, dass die Milz eine übermäßige Flüssigkeitsbelastung im Sinne einer lymphatischen- oder venösen Abflusstransportblockade (= Ödem) verarbeiten muss. In diesem Fall ist eine Abflussförderung durch eine Milztherapie unterstützend in jedem Fall notwendig.

Blut- und Kreislauferkrankungen

Finden sich Belastungen durch Blutbildveränderungen in Richtung einer „Verdickung" des Blutes, ist die Milz immer sehr stark belastet.

Anzeichen dafür können sein:

- Hämatokritwerterhöhung
- Retikulozytenerhöhung
- Jolly-Howell-Körperchen
- MCV-Erhöhung
- Erhöhte BSG

Jedoch sollten auch der übermäßige Abbau von Erythrozyten (Anämiezeichen) und/oder der Anstieg von Thrombozyten zu einer Milztherapie veranlassen. Neben der Behandlung der Grunderkrankung sollte eine Unterstützung der Milzleistung erfolgen.

Stressbelastungen

Da die Milz ausschließlich eine sympathische Innervation aufweist bedeutet jede länger anhaltende Stresssituation eine ständige Aktivierung der Milzkompartimente. Dies führt unweigerlich nach einiger Zeit zu einer Milzerschöpfung. Hinzu kommt noch die Erhöhung des Cortisolspiegels durch Stress. Cortisol jedoch zerstört und blockiert Granulozyten, wodurch es nachfolgend ebenfalls zu einer schleichenden Milzleistungsreduktion kommen kann.

Azidosen

Latente oder/und chronische Azidosen führen ebenfalls zu einer Dauerbelastung der Milz. Die Grundbehandlung der Azidose sollte immer auch eine Milzunterstützung begleitend enthalten.

Schilddrüsendysfunktionen

Die Hyperthyreose ist nicht nur sekundär mit der Milz verknüpft. Durch die Beschleunigung des gesamten Metabolismus wird natürlich auch die Milzpassage des Blutes deutlich schneller. Dies bedingt nachfolgend eine immer schlechtere Immunantwort.

Noch extremer stellt sich dies in Beziehung auf eine Autoimmunthyreoiditis dar. Hier doppelt sich der Effekt.

Im Gegensatz dazu verlangsamt die Hypothyreose den Stoffwechsel insgesamt und somit auch den der Milzkompartimente, was eine Schwächung der Immun- und Filterleistung der Milz nach sich zieht.

Adynamie-Syndrome

Das chronische Müdigkeitssyndrom (CMS), wie auch die allgemeine Abgeschlagenheit, stellt eine Belastung des Gesamtorganismus dar. Die Milz sollte in jedem Fall in die therapeutischen Überlegungen einbezogen werden. Hinzu kommt noch, dass das CMS im Verdacht steht eine so genannte SVI (Slow Virus Infektion) zu sein. Hierbei ist es besonders wichtig die Abwehrleistung der Milz zu erhöhen.

Lebererkrankungen

Alle Lebererkrankungen, die mit einer Stauung des Pfortaderkreislaufes einhergehen belasten damit immer auch die Milz. Hier ist der Lymphabfluss der Milz ein wichtiges Ablassventil. Durch die Behandlung der Milz kann eine Verbesserung der allgemeinen Milzfunktionen erreicht werden.

Anzeichen einer Milzschwäche

Neben den oben aufgeführten Bereichen, die immer eine Milztherapie mit einbeziehen sollten, können folgende Anzeichen während der Befunderhebung und der Anamnese auf eine Belastung oder Reduktion der Milzfunktionen schließen lassen:

- Süßigkeitsverlangen
- Anämie-Zeichen
- Einrisse und Gräben in der Zungenmitte
- „Knäul-Gefühl" im linken Oberbauch
- „Milzfalten" (nach unten verlaufende Falten an beiden Mundwinkeln)
- Trockene Schleimhäute
- Müdigkeit
- Verdauungsstörungen
- Abwehrschwäche

Literaturverzeichnis

Angerer, Josef: Handbuch der Augendiagnostik. – 5. Aufl. – Marczell: München, 1984

Augenheilkunde / Hrsg. Matthias Sachsenwegger. – Stuttgart: Hippokrates Verl., 1994

Deck, Josef: Differenzierung der Iriszeichen. – Ettlingen: Selbstverl.,1980

Deck, Josef: Grundlagen der Irisdiagnostik. – 2. Aufl. - Ettlingen: Selbstverl., 1987

Differentialdiagnose / Hrsg. Classen (u.a.). – München: Urban & Schwarzenberg, 1998
dtv-Atlas der Anatomie. – Stuttgart: Thieme, 1991

Hahn, J.-M.: Checkliste Innere Medizin. – Stuttgart: Thieme, 1997

Hauser / Karl / Stolz: Information aus Struktur und Farbe : Iridologie I. – Gerlingen: Felke-Institut, 2001, Hrsg. Joachim Geiger

Herget / Schimmel: Grundsätzliches zu Zeichen und Pigmenten in der Iris und deren physiologische Zusammenhänge. – 11. Aufl. - Gießen: Pascoe, 1995

Innere Medizin, die / hrsg. v. R. Gross, P. Schölmerich, W. Gerok. – 9., neubearb. Aufl. – Stuttgart: Schattauer, 1996

Kriegelstein / Jonescu-Cypers / Severin: Atlas der Augenheilkunde. – Berlin: Springer-Verl., 1999

Kronenberger, Bernhard: Die Irisdiagnostik. – Kahl: Selbstverl., 1949

Lehrbuch der Konstitutionsmedizin / hrsg. v. H.F. Herget. – 1. Aufl. – Gießen: Pascoe, 1996

Lehrbuch der Lymphologie / M. Földi (Hrsg). – 5. Aufl. - München: Urban & Fischer, 2002

Lindemann, Günther: Augendiagnostik. – 4., überarb. Aufl. – München: Pflaum-Verl., 1997

Peczely, Ignaz: Entdeckungen auf dem Gebiete der Natur- und der Heilkunde. – Budapest : Königl. Ungar. Staatsdruckerei, 1880 (Nachdruck: Edition Cupuri: München, 2001)

Pschyrembel Klinisches Wörterbuch. – 258., neu bearb. Aufl. – Berlin: Walter de Gruyter, 1998

Rehwinkel / Wenske: Augendiagnose. – 4. Aufl. – Amorbach: Amann, 1992 Schimmel, H.W.: Konstitution und Disposition aus dem Auge. – 6. Aufl. – Gießen: Pascoe, 1996

Schlegel, Emil: Die Augendiagnose des Dr. Ignaz von Peczely. – Leipzig: 1924, Krüger (Nachdruck: Edition Cupuri: München, 2002)

Schnabel, Rudolf: Iridoskopie. – Arcana Verl.: Ulm, 1959

Stichwortverzeichnis

A

Abdunklung   53, 101
Abdunklung des Milzdreiecks   85
Abdunklung des Milzsektors   45, 83
Abdunklung im Milzsektor   97
Abdunklung des Sektors   99
Abdunklungszeichen   48
Abflachung   79
Abflachung des Pupillenrandes   75
Abdomen   35
Abdominalquadranten   10
Abriss von Zirkulärfurchen   77, 109, 113
Abszessbildung   36
Abwärtsverlagerung   37
Achse Milz-Nasennebenhöhlen   61
ACTH   24
Aderlass   39, 40
Adrenalinerhöhung   26
Allergien   38
allgemeine toxische Imprägnation   79
Alienie   35
Amyloidose   33
Anämie   19
Anämiezeichen   39, 117
ANGERER   49
Antigen   14, 19. 24
Antikörper   19
Arteria lienalis   15, 17
Aschner   40
Aszites   37
Atemexkursion   10
Atemverschieblichkeit   28
Aufhängebänder   37
Aufhellung   48, 71, 83
Aufhellung des Milzsektors   45, 53, 79, 109
Auflockerungen   53
Auflockerungen des Irisstromas im Milzsektor   45
Aufsteigende Milztransversale   83, 85
Autoimmunthyreoiditis   118
Azidosen   118

B

Barrieren, azidotische   45, 56, 59, 67
Bauchdeckenspannung   35
Bauchfell   10
Bauchhöhle   31
Bauchtrauma   35
Baunscheidtieren   39, 40
Becken   32
Belastung der 3. kleinen Zone   71
benigner Milztumor   36
Bindegewebskapsel   8, 12
Bindegewebsschwächen   38
Blutbildungsherde   10
Blutbildungsorgan   10
Blutbildveränderungen   117
Blutgefäße   21, 24
Blut-Lymph-Zone   52, 54
Blutmauserung   15, 30
Blut- oder Lymphbahnen   24
Blut- und Lymphorgan   54
Blut- und Kreislauferkrankungen   38
Blutzellen   33, 34
B-Lymphozyten   21, 23
Botenstoffe   24
Brustkorb   26, 27
BSG   117
Budd-Chiari-Syndrom   33

C

Ca-Latenz   47, 52
Ca des Magens   47
CD 8$^+$ 21
Ceanothus-Präparate   40
Cerebrosidlipidose   33
Chromatinreste   18
Chronische Hepatitis   33
chronisches Müdigkeitssyndrom   119
Cholangiolitis   33
Cholesterinspeicherkrankheit   33
CLL   32
CMS   119
Colon   10
Conjunctiva   56
Corticale Asthenie   81
Corticoreleasinghormon   26
Cortisol   118
Cotransmitter   25
CRH   26

D

Darm   15
DECK   46, 47
Defekte   46
dentritische Zellen   12
Diaphragma   10, 44
Diathese   69, 85, 95, 107, 113
Diathese allergisch   81, 83, 89, 99, 101, 103, 109
Diathese dyskratisch   65, 71, 75, 87, 93, 111
Diathese exsudativ   61
Diathese hydrogenoid   97
Diathese lipämisch   73
Diathese Übersäuerung   59, 63, 67, 77, 79, 91, 105
Disposition glandulär-schwach   81, 91, 97
Disposition mesenchymal schwach   105
Disposition neurogen   61, 65, 69, 71, 73, 79, 83, 85, 95, 111
Disposition tuberkulin   59, 67, 103
Disposition vegetativ-spastisch   63, 75, 77, 87, 89, 93, 99, 101, 107, 109, 113
Durchblutungsstörungen   52
Dysbakteriesyndrom   50

E

Eisen   20
Eisenmangelanämie   33
Eiweiß   20
Embolus   35
Embryonalwoche   10
Endokarditis   31
Enteroptose   37
Entgiftungsleistung   71
Entzündungen   52
Epithelzellen   25
Erschwerniszeichen   103
Erythrozyten   15, 18, 20, 28, 30, 117
exophytär   47
exstirpiert   47
extramedulärer Blutbildung   32

F

Falten   119
Faltenbildung   39
Felty-Syndrom   32
Fibrin   49
Flüssigkeitsbelastung   117

Follikel 10
Funktionsstörung 48

G

Gedächtniszellen 14, 21
Gekämmtes Haar nach Maubach 45, 54, 73, 81, 89, 95, 103, 107
Generalisierte Milzpigmentation 75
gestaute Gefäße 56
Glykogenspeicherkrankheit 33
Granulozyten 118
Granulozytopenie 33
Grundkonstitution lymphatisch 59, 61, 63, 65, 67, 69, 73, 77, 79, 81, 83, 85, 87, 95, 97, 99, 103, 111
Grundkonstitution Mischkonstituion 71, 75, 89, 91, 93, 101, 105, 107, 109, 113
Grundregulationssystems 56

H

Haarzelleukämie 32
Hämatokritwerterhöhung 117
Hämatopoese 20
Hämochromatose 33
Hämoglobin 20
Hämolyse 34
Hämolyse, lienale 29
Hämolytische Anämien 33
HAUSER 56
Hautrand 48
Hellung 54
hepato-lienales Syndrom 50
Herdbelastung 61
Herdgeschehen 77
hereditäre Sphärozytose 29
Herz 50
Heterochromie 49
Heterochromie, zentrale 45, 63, 73, 93, 97, 101
Histoplasmose 31
Howell-Jolly-Körper 30
Humoralpathologie 38
Hypersplenismus 33, 34
Hyperthyreose 118
Hypophyse 24
Hypothyreose 118

I

IgM-Produktion 19
Immunorgan 116
Immunschwächen 38
Immunsystem 26
Immunzellareale 25
Immunzellen 21, 22
Imprägnation 45, 56, 65
Infektion 20
Innervation 17, 25, 118
Interferon 26
Interleukin-2 24
Irisareal 49
Iriskrause 50, 71, 105
Iriskrausenbereich 48
Irisstroma 52

J

Jolly-Howell-Körperchen 117

K

Kachexie 47
Kala-Azar 31
Karzinome 31
Keimzentren 22
Kernreste 30
Kerntrümmer 22
Killer-Zellen 21
Knochenmark 20, 29
Kollateralkreislauf 34
Kompartimente 18, 22, 23
Konjunctivale Leitgefäße 45
Kontraktionsfurchen, zirkuläre 75
Krausenrand 48, 49
KRIEGE 50
Krypten 46
Kryptenbildung 89

L

Lakunen 46, 89
Lapartomi 36
Leber 15, 17, 20, 29, 44
Lebererkrankungen 119
Leber-Milz-Bereich 50
Leberzirrhose 33
Leishmaniose 31
Leitgefäß 81, 83, 99
Leitgefäße, konjunctivale 67
Leitgefäße mit Schlingen 91
Leptospirosen 31
Leukämien 32
Leukozytopenie 32
Leukozytose 30
Limbusrand 56
LINDEMANN 48, 49
Lues 31
Lunge 31
Lupus erythematodes visceralis 32
Lymphabfluss 119
Lymphadenopathie bei AIDS 31
lymphatische Leukämie 32
lymphatische Schwäche 54
lymphatisches Organ 8, 21
Lymphbrücken 48
Lymphe 29
Lymphfollikel 14
Lymphgefäße 17
Lymphgranulomatose 31
Lymphknoten 14, 20, 21, 23
Lymphozyten 10, 19, 22, 24, 25
Lymphozytenproduktion 14
Lymphozytose 26

M

Magen 10, 15
Magenkrebs 47
Makrophagen 14, 15, 19, 21, 22, 23, 25
Malaria 31, 47
Malpighi-Körperchen 14
Marginalzone 14, 21, 22, 23, 117
Matrix 56
MAUBACH 54
MCV-Erhöhung 117
Melanom 31
Meningokokken 36
mesenchymale Schwäche 117
Mesenterium 36
metabolische Belastungen 51
Metabolismus 118
Mikroorganismen 15

Milz   27
Milzabszess   29, 31
Milzarterie   15, 34
Milzarteriolen   17
Milzbelastung   39
Milzdreieck   48, 50
Milzentgiftungsleistung   55
Milzerschöpfung   118
Milzfalten   39, 119
Milz-Follikel   14
Milzfragmente   36
Milzfunktion   48
Milzgewebe   34, 36, 37
Milzhilus   15, 17
Milzhypertrophie-Tumor   47
Milzinfarkt   35
Milzkapsel   12, 25, 35
Milzkapselriss   29
Milzkompartimente   26, 34, 118
Milzparenchym   31
Milzpassage   118
Milzpigment   45, 46, 51, 59, 65, 77, 83, 87, 91, 93, 101
Milzpigmentierung, sandfarbene   111
Milzpigment, solitäres   81
Milzpigmentation   49, 55, 65, 71, 73, 79, 99, 105
Milzruptur   29, 36
Milzschwäche   38, 40
Milzschwächezeichen   39
Milzsektor   50, 54, 63, 105
Milzsinusoide   14, 21
Milzsystem   40
Milztransversale   45, 52, 61, 79
Milztransversale, vaskularisierte   69
Milz-Transversalen   71
Milztumor   29, 31, 32, 34
Milzüberlastung   75
Milzvene   17, 35
Milzvenenthrombose   33
Milzvergrößerung   33
Milzzeichen   46
Mischkonstitution   52
Mononukleose   31
Morbus Bang   31
Morbus Hand-Schüller-Christian   33
Morbus Hodgkin   32, 48
Morbus Gaucher   33

Morbus Niemann-Pick   33
Morbus von Gierke   33
morphologische Verbindungen   24
Müdigkeitssyndrom   119
Mundwinkel   39, 119
Mydriasis   75

N

Nasennebenhöhlen   61
Nasennebenhöhlen-Milz-Achse   55, 75, 77, 93
Nebenhöhlen   77
Nebenmilz   37
Nekrose   34
Nerven   17
Nervenfasern   24, 25
Nervensystem   40
Nervensystem, vegetatives   17
neurale Immunmodulation   25
neurologische Information   25
Nieren   10
Non-Hodgkin-Lymphome   31, 32
Noradrenalin   25
Normoblastenkerne   30
NPY   25

O

Oberbauch   35
ocker   55
ockerfarben   49, 50, 51
ockerfarbene Milzpigmentation   63
ockerfarbene Pigmentation   54
Organzeichnung   46
Organzertrümmerung   35
Osteomyelosklerose   32

P

PÄUTZ   38
Palpation   47
palpiert   26
Pankreas   10, 28
Pankreasstörungen   50
Panzytopenie   33, 34
Paracortex   23
Parasympathikus   17
parasympathische Innervation   25

Paratyphus   31
Parenchymriß   35
perkutorische Flankendämpfung   35
Peritoneum   36
Peyersche Platten   21
PÉCZELY   44
Pfortader   17
Pfortaderhochdruck   28
phagozytiert   23
Phagozytose   14
Pfefferkornpigment   55
Pfefferkornstraßen   71
Pfortadererkrankungen   38
Pfortaderkreislauf   119
Pfortaderthrombose   33
phänotypisch   51
Phagozytose   19
physiologisches Zeichen   51
Pigment, hellbraunes   51
Pigment, ockerfarbenes   51
Pigment, sandfarbenes   51
Pigmentanhäufungen   49
Pigmentation   55, 73
Pigmentation, rehbraune   52
Pigmentation, sandfarbene   52
Pigmentationsverlust im Sektor   89
Pigmente   55, 56
Pigmentverlust   107
PISCHINGER   56
Plasmazellen   21
Plaques   56
Pleura   31
Pneumokokken   36
Pneumokokkensepsis   30
PNI   18, 38
Polycythemia vera   32
Polytrauma   36
portalen Kreislauf   31
Präcanzerose   52
Primäre Milzzeichen   45
Prothrombin   49
Psychoneuroimmunologie   17, 18, 38
Pulpa   36
Pulpa, rote   12, 14, 18, 19, 21
Pulpa, weiße   12, 14, 19, 21
Pupillarsaum, sektoral abgebauter   61

Q

R

Radiären   52, 53, 89
Radiären, vaskularisierte   45
Radialen   47
Reizphase   47
Reizradiäre   53, 103
Reizradiären im Milzsektor   45, 105
Reizzustände   53
Retikulozyten   18
Retikulozytenerhöhung   117
Retikulumzellen   14
Rippenbogen   27
Rückstau   35

S

Säureblockaden   67
Sagitalschnitt   14
sand   55
sandfarben   49, 50, 51
Sarkoidose   31
Sarkome   31
Sauerstoffversorgung   53
SCHIMMEL   50
Schleimhäute   39
Schmerzsymptomatik   35
Schocksymptome   35
Schröpfen   39, 40
Scolopendrium   40
Sektor   48
Sekundäre Milzzeichen   45
Sekundärinfektion   36
Sepsis   20, 29, 31
Sequestrierung   34
Sinusoide   14
solitäre Milzpigment   57, 61
Solitärpigment   81
Sphingomyelinose   33
Splenektomie   29, 30, 35
Splenitis   36
Splenom   36
Splenomegalie   27, 36, 37, 46, 48
splenopathische Markhemmung   34
Splenose, peritoneale   36

Stauung   119
Stauungserscheinungen   52
Stauungstransversale   46
Stieldrehung   37
Still-Chauffardsche Krankheit   32
Streptokokken   36
Strukturzeichen   46
Süßigkeitsverlangen   39
Sympathikus   17, 24
sympathische Innervation   25
sympathische Nervenfasern   25

T

tangentiale Gefäßzeichen   63
TBC   31
Trabekelbildung   105
Trockene Schleimhäute   119
T-Helfer-Zellen   21
Thrombose   37
Thrombozyten   15, 18, 19, 20, 30, 117
Thrombozytenspeicher   20
Thrombozytopenie   33
Thrombus   35
Thymus   21
T-Lymphozyten   21
Tonsillen   21
Tophi   56
topostabil   51
Toxoplasmose   31
Trabekel   12
Transversale   52
Truncus coeliacus   15
TSH   24
tuberkuline Belastung   54
Tuberkulose   31
Tumore   28, 36
Tumorgeschehen   48
Typhus   31, 47

U

Überfunktion   33
ubiquitär   63, 97

V

Vaskularisierte Radiäre   67

vaskularisierte Reizphase   47
Vaskularisierte Reizradiäre   89
Vaskularisierte Transversale   95, 99, 107
Vaskularisierung   52
Vena lienalis   17
Verbindungslinie   45
Vergrößerung der Milz   32
Verdauungsstörungen   119
Verschlackung   56
Verschluß   34
Virushepatitis   31
Vitamin K-Mangel   49

W

Wandermilz   37

X

Y

Z

Zeichensetzung   46
Zellen   25
Zellfragmente   15
Ziliarrand   48
Zone   48
Zuckerkonsum   38
Zunge   39
Zwerchfellkuppel   10
Zytokine   26
Zytokinin   24
zytotoxisch   21